帝王切開で出産したママに贈る30のエール

もやもやを消し、自分らしさを取り戻す

細田恭子 編著　竹内正人・横手直美 著

中央法規

はじめに

この本を手に取ってくださったあなたは、帝王切開で出産した方ですか。
体は元気になりましたか？　心は元気ですか？

私はこれまで、帝王切開カウンセラーとして、帝王切開で出産し、
心にもやもやを持った2000名以上の女性の声をお聞きしてきました。

自然分娩するためにがんばってきたのに、
目標がなくなったことがトラウマになったり、
思ったように動けない術後のストレスから、心が現実についていけなくなった方。
また、帝王切開に対して心ない言葉をかけられたことで、
自分を責めている方もいます。

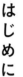

そんな苦しさを持った女性たちに、
「自分が本当にしたかったことはなんだったのか」
「自分に起きたことには、どんな意味があったのか」
それを見つけることができるよう心のサポートをしています。

私は二度の流産の後、3人の娘を帝王切開で出産しました。
もう3人とも成人しています。

妊娠中に、マタニティ雑誌を何冊も読んで勉強していたにもかかわらず、
そのときの私には「自然分娩をする」以外の選択はありませんでした。
思いもしなかった緊急帝王切開での出産になり、劣等感や無力感に襲われました。

流産していましたから、なによりも大切なのは、
無事に赤ちゃんを抱っこすることだと理解していたはずなのに。

最初の帝王切開出産から9年経った2000年に
「くもといっしょに」というwebサイトを開設し、

当事者が必要とする帝王切開の情報を発信してきました。
2013年には、今回メッセージを寄稿してくださった竹内正人先生、
横手直美先生と『ママのための帝王切開の本』を一緒に書かせていただきました。
私が出産するとき、出会っていたかった本です。

そうして私も知識を持ち、さらに娘たちの成長とともに、
帝王切開出産のとらえ方が変わってきました。

「一番大切なのは、産み方よりも育て方」

産み方は二通りしかありません。

親子が無事に会える、最善の方法で生まれてきてくれたのです。

大切なのは、ここからどう育んでいくか。


過去にしばられるのではなく、今からどうしていくかを一緒に考えましょう。

いつか、心の本の中のもやもやが、過去の笑い話になることを願っています。

出産を振り返る

家族とともに育つ

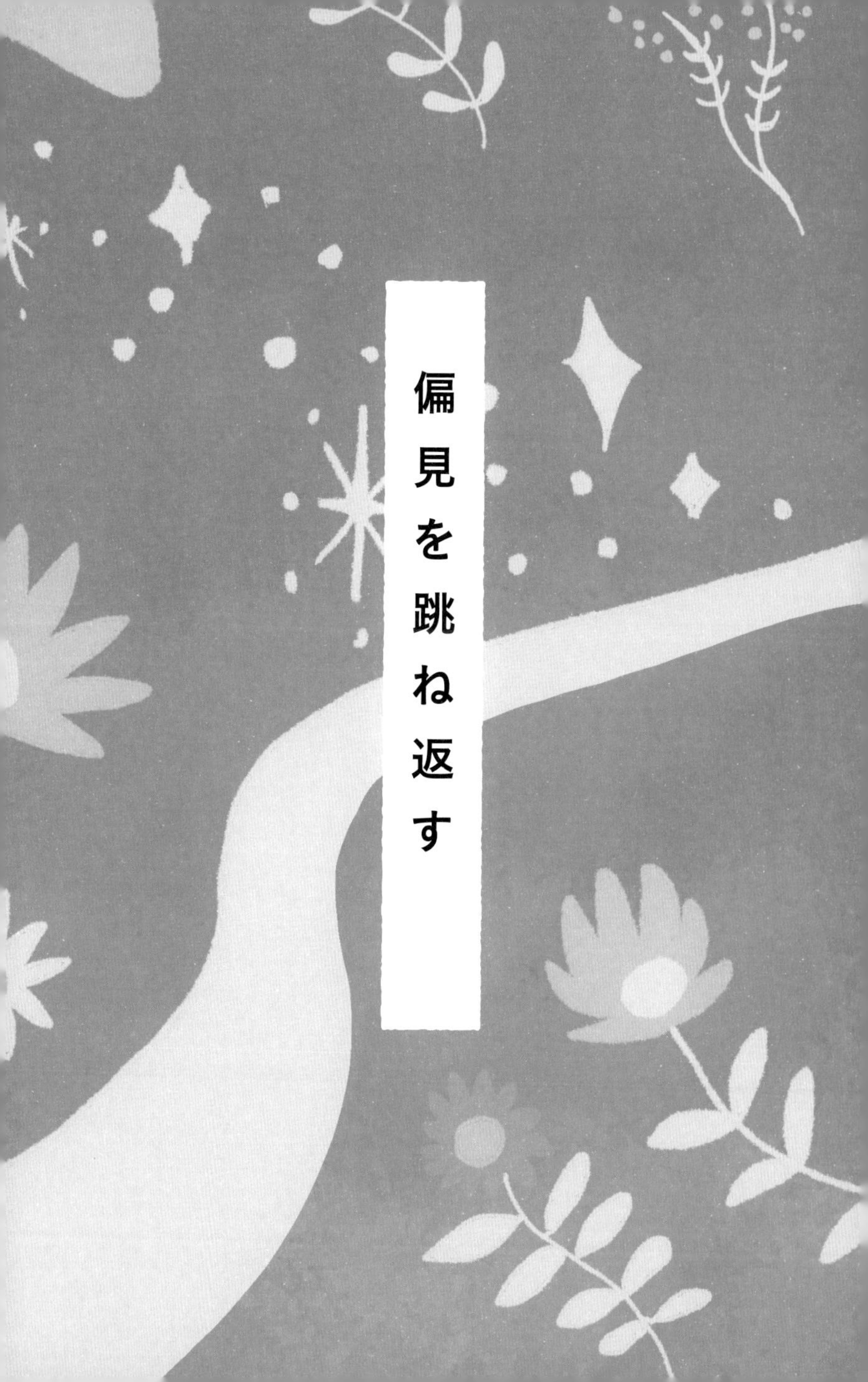

偏見を跳ね返す

1　残念だったね

「帝王切開で産みましたって伝えたら、残念だったねと言われました」と
悲しそうに伝えてくださるママにお会いします。

自然分娩できなくて残念という意味だったり
ここまでがんばってきたのに、手術することになって残念とか
陣痛を味わえなくて残念なんていう気持ちも入ってるみたいです。

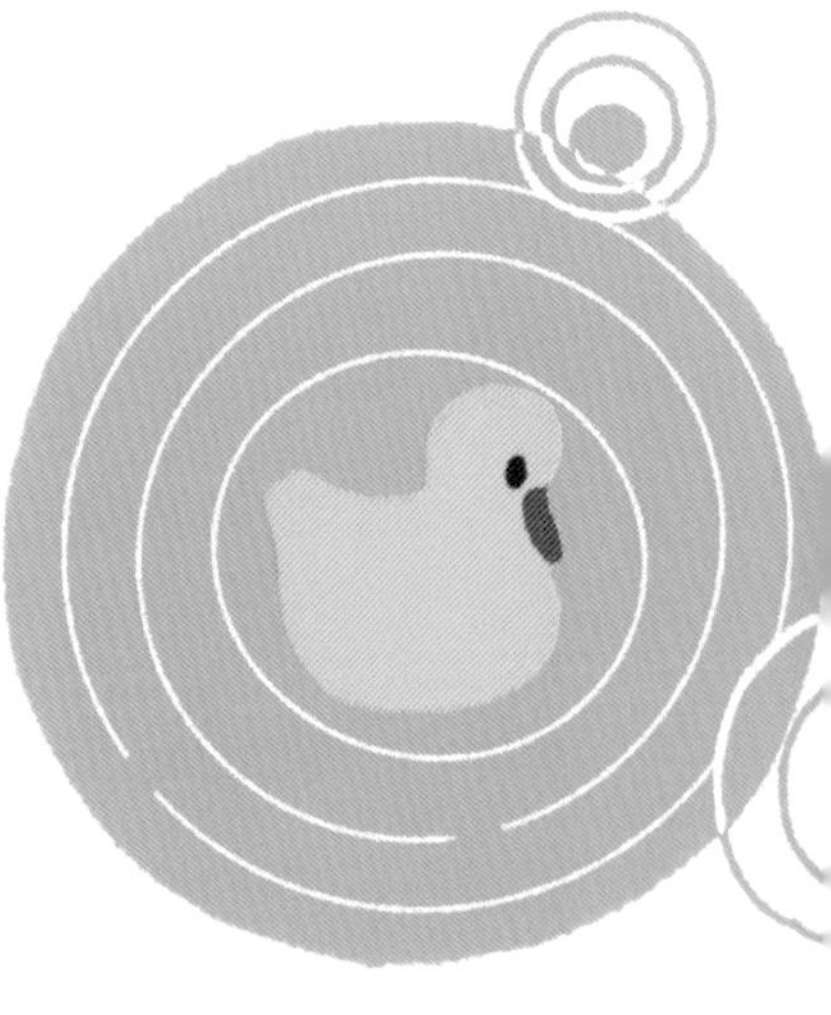

残念？

残念という言葉をそのまま受け取っていませんか？
もしかしたらあなた自身が一番、残念と思っているのではないですか？
残念なんて言ったら赤ちゃんに失礼です。
パパやママに会うことを楽しみにがんばってくれた命です。

おなかの中でとっても幸せで、産まれ方なんてどちらでも良くて、
待ちわびた世界にきてくれた命の産まれ方に
残念なんて言う権利は誰にもありません。

2 麻酔をしてラクなお産だったのね

帝王切開で出産したママに

「麻酔をしてラクなお産だったのね」と言う人がいます。

ラクなお産ってなんでしょう。

命を産みだす大仕事に「ラク」はありません。

どちらの方法も命がけです。

しかも帝王切開は出産であり手術です。

胃や腸の手術をした人のお見舞いに行って
枕元で「麻酔をしてラクで良かったですね」と言いますか？
赤ちゃんが無事だったからこそ口から出てしまう言葉。

陣痛は、人が耐えられる痛みです。
手術は、耐えられない痛みだから麻酔を使います。
必要な処置なのです。

〝ラクするためのもの〟なんて間違った情報は、
私たちが間違いだと訂正していきましょう。

3 帝王切開で生まれた子は我慢強くない

産道を通るときのいろいろな工夫は
「赤ちゃんが、がんばった証拠」だから、
産道を通らずに生まれてきた赤ちゃんは、
がんばらない、我慢強くない子と考える人が
少数ですが、あなたの周りにいます。
冷静に考えてみましょう。
産道を通った子と通らなかった子の我慢強さは、
誰が比較したのですか？

我が家の帝王切開で生れてきてくれた3人の娘たち。
小学生の頃所属していたバスケットボールクラブで、
ミスをして、コーチから「出ていけ！」と言われても、
泣きながら「イヤです！」とコートに立ち続けました。
我慢強い（笑）

同じ帝王切開生まれでも、
我慢強い子と、我慢しない子と、
我慢することを我慢だと思わない子がいるのだから、
出産方法はまったく関係ないということですよね。

4 産みの苦しみを味わえなかったのね

「帝王切開で産みました」と伝えると
「それじゃ、産みの苦しみを味わっていないのね」と返されて、
不思議なことに
「そうか、帝王切開の痛みは産みの苦しみじゃないんだ」
と考えるママがいらっしゃいます。

「産みの苦しみ」ってなんでしょう。

陣痛？
いきむこと？
産道を通ること？

ならば、よ～し！
苦しみ自慢なら負けません。

背中に麻酔の注射をするよ。
おなかにメスを入れて10センチも切るよ。
開腹手術の後、すぐに子育てが始まって、
おなかの傷の上に3キロの赤ちゃんを乗せるんだよ。
すごいことやってるでしょ

苦しみは比べるものではありません。
誰かがジャッジするものでもないのです。
その辛さを知っているのは自分だけだから。

5 帝王切開だと
なかなか愛せないらしいよ

自分が寝たいときに寝られない日が続いたら、イヤになるのは当然。
今、取り替えたばかりのパンツに
ジャ～っておしっこをされたら腹も立ちます。
何をするにもイヤイヤばかりじゃ、笑顔にもなれませんよね。

これってほとんどの親が一緒。
よほど人間ができている人じゃない限り、「愛せない」状態になります。
出産方法は関係ありません！

それでもね……。

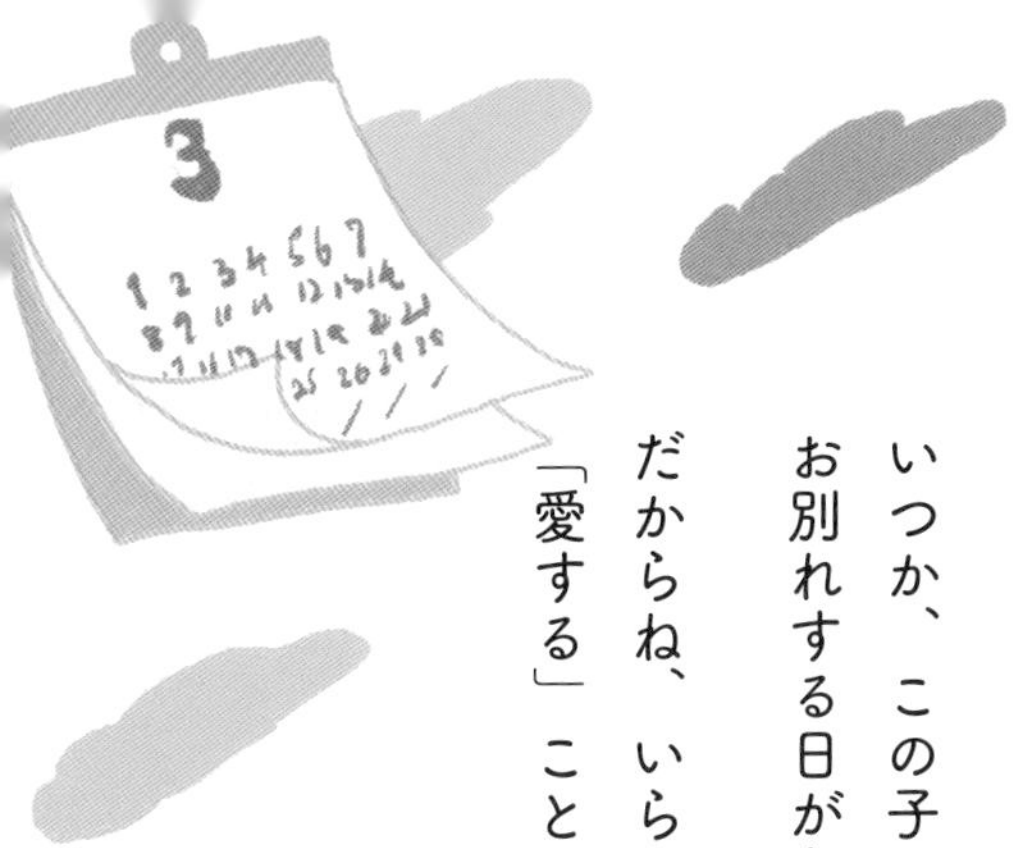

かわいいの。
大切なの。
時々見せてくれる笑顔や
時々かけてくれる優しい声や
つないでくれる小さな手は
期間限定だから。

いつか、この子たちは成長し、愛する人と出会い、
お別れする日がきます。

だからね、いらない騒音に惑わされるのはやめましょう。
「愛する」ことは、自分のペースで良いのです。

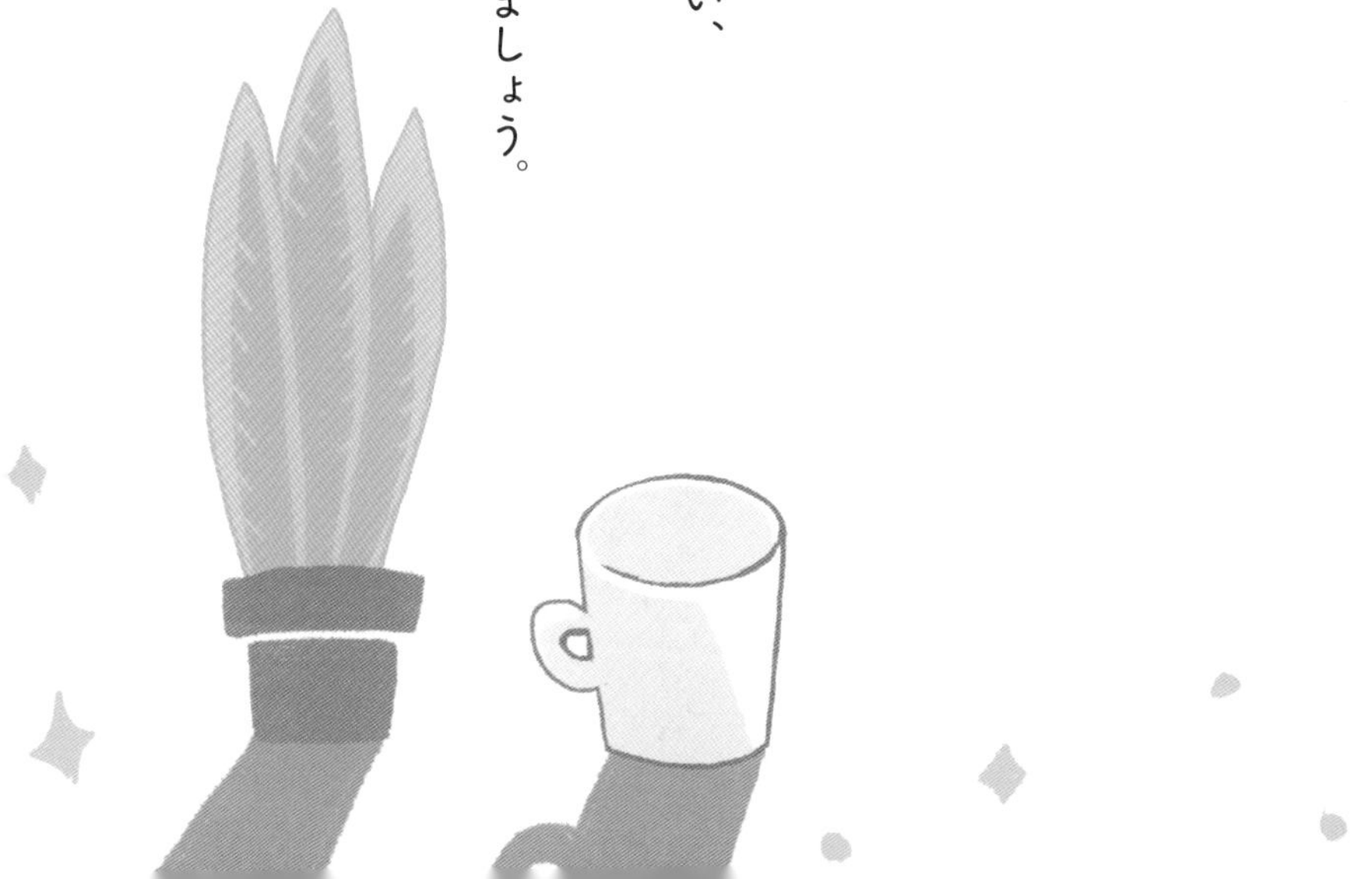

6 帝王切開で生まれた子は体が弱いんだよ

かわいい孫が生まれて、顔を見に来たおばあちゃん。
生まれたばかりの赤ちゃんが、小さなくしゃみを「クシュン」ってしたら
「ほら、帝王切開で生まれたから体が弱いんだよ」って。
子どもが風邪をひくたびに、
「やっぱり帝王切開で生まれた子は風邪をひきやすいね」っていう
周りからの言葉をママは信じてしまう。
体の弱さって、誰と比べていますか？

我が家の三姉妹。
2人はほとんど風邪をひかなかったけれど、
長女は寒くなると必ず耳鼻科にお世話になりました。

2人は肌が強かったけれど
次女は夜寝つくまで、 痒い痒いって、 ずっと背中をかいていました。

小さいときは弱かったけれど、 小学生になったら逞しくなった三女。
元気だからこそ、 病気じゃなく、 よくケガをしました。

同じ生まれ方でもそれぞれです。

7 どうしてちゃんと産めなかったの？

この場合の「ちゃんと」はもちろん「自然分娩」のこと。
ただ単純に「どうして帝王切開で出産したの？」と
理由を聞きたかったのかもしれません。
でもそこに「ちゃんと」がつくと、受け取るほうのとらえ方が
変わるから厄介。

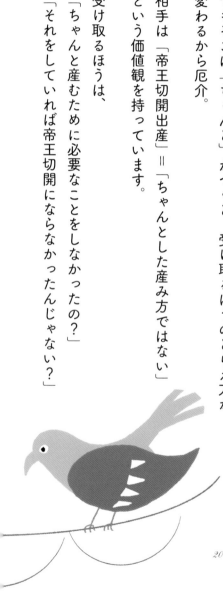

相手は「帝王切開出産」＝「ちゃんとした産み方ではない」
という価値観を持っています。

受け取るほうは、

「ちゃんと産むために必要なことをしなかったの？」

「それをしていれば帝王切開にならなかったんじゃない？」

と責められたように感じます。

この場合の「ちゃんとした出産」は、相手の価値観で作られた正解。
そんな相手の価値観を変えるのは、容易《たやす》いことではありません。
だとしたら自分の受け取り方を変えたほうが早いのです。

実は私も「ちゃんと」という言葉に囚《とら》われていた1人。
出産方法に優劣をつけていたのは自分だから、
この言葉が引っかかっていたのかもしれません。

正しい知識を持った今なら、胸を張って
「帝王切開で、ちゃんと産みましたよ」と答えられます。

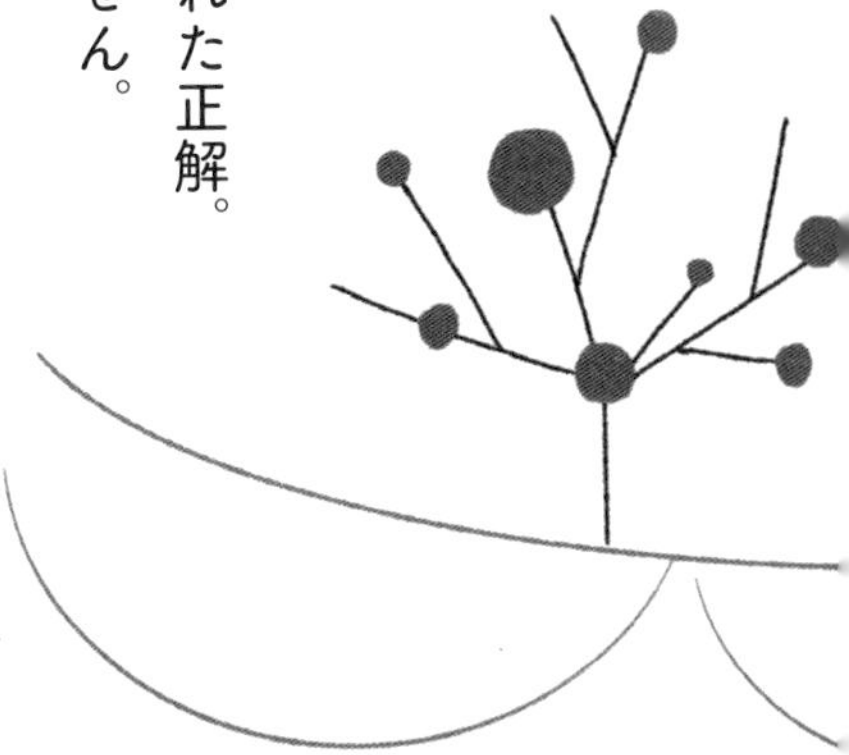

今、立ち止まっているあなたへ

今、苦しくて、泣いていて、どうしようもなくて
誰かにぶつけたいけれど誰にも言えなくて
自分が悪いんだ……って責めて
本当は言いたかったことが言えずに重いフタをして
笑顔でがんばっているあなたへ。
その辛さ、ずっと持ち歩いちゃうよね。
忘れようと思っても、いつも頭の中にあって出ていってくれない。

うん、わかる。
そういう気持ちって、出ていってくれないのです。
囚《とら》われているときは、誰のどんな励ましの言葉も入ってこない。

だからね、持ち歩きしょう。
無理に忘れようとするんじゃなく、怖いものは怖かった、痛かった、
寂しかった、わかってほしかったって、自分でわかってあげましょう。

一つだけお伝えしたいのは、
私が今出会っている、ステキな活動をされている方たちの多くが
昔のマイナスな気持ちを忘れずに持っていて、
それを原動力にして、誰かを勇気づける立場になっているということ。

前を向いてみようと、過去と一緒に歩く決心をしたことで、
未来を変えている人がたくさんいらっしゃいます。
だからどうぞ「いつ、その日が来るか」を楽しみに
悲しみを持ち歩いてください。

流産で2人の大切な命とお別れして、3回の帝王切開を経験して
娘たちが生まれてくれたから、私は皆さんとお会いできています。

今、立ち止まっているあなたへ。
それは立ち止まってしまうほど、真剣に向き合っているということ。
どうしても手放せない苦しみ。それもいい。
生きる糧《かて》にすればいい。踏ん張る力に変えればいい。

思い込みをなくす

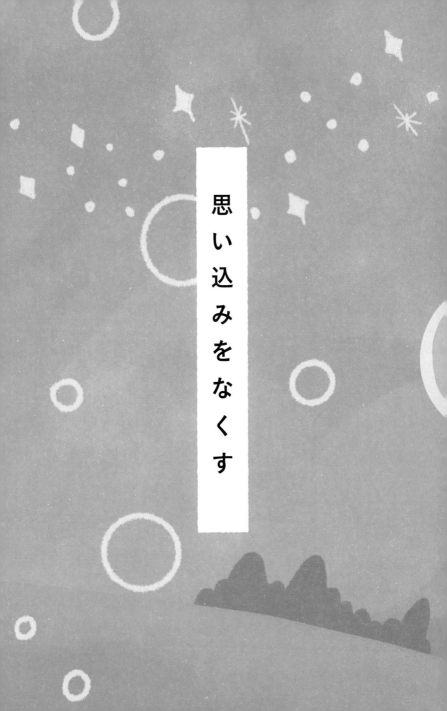

1 生まれる日を、赤ちゃんに決めさせてあげられませんでした

「妊娠中、いろいろな人に赤ちゃんの持つ力を教えてもらいました。
この子は、いつを選んで生まれてくるんだろうと
楽しみにしてたんです。
でも、帝王切開で出産することが決まったら、
先生の手術担当日になってしまって、
この子に決めさせてあげられませんでした」

大人の都合で決めてしまったと戸惑っていませんか？

赤ちゃんは、会える日を自分で決めてきます。
帝王切開だってもちろんそう。

手術予定日まで待ってくれた子は、
「この日に会おうね」ってOKをくれた子。
予定日より早く生まれてきた子は、
早くパパとママに会いたかったんだね。

大切なのは「この日が誕生日で良かった」って思ってもらうこと。
いつまでも誕生日を一緒にお祝いすること。

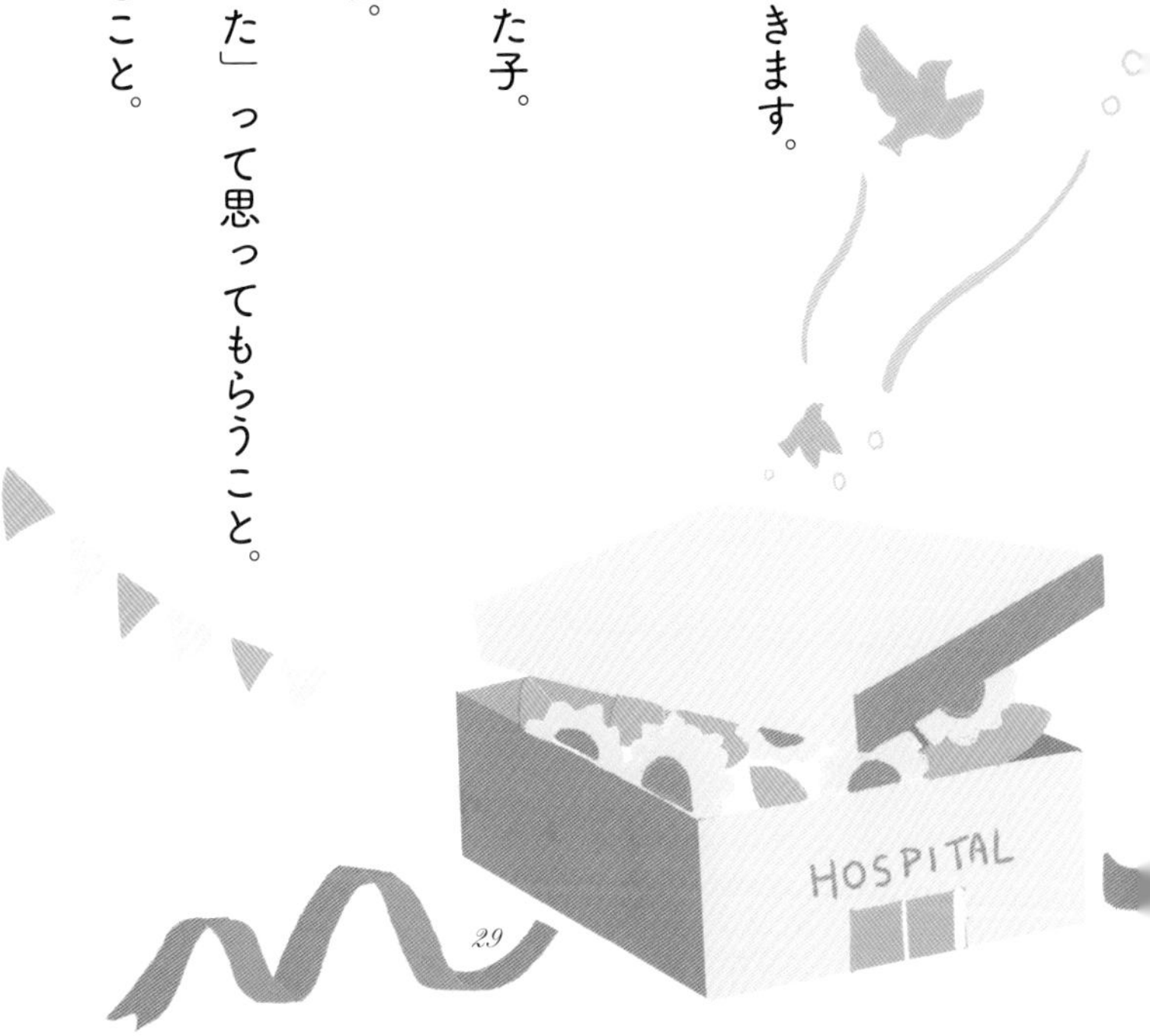

2 自分から「切って！」と言ってしまいました

「辛くて、苦しくて、死ぬかと思うくらい痛くて我慢できなくて『お願いです！　切ってください』と言ってしまったんです」

と、後悔しているママにお会いします。

最後までがんばれなかったと自分を責めていたり

赤ちゃんが一生懸命産道を通って産まれてこようとしていたのに

私がそれを断ち切ってしまったんじゃないかと、

子どもに申し訳なく思っていたり。

それは大間違い。

もちろん、医師が必要と判断しなければ
帝王切開はしません。

でも、それと同時に、あなたはすごい決断をしたんです。
「育児」は、母親も元気に生きていなければできないこと。
これからの赤ちゃんとの時間を、
自分も元気に、大切に過ごすために手術することを選択したのです。
責めるどころか、すごい決断です。

3 何もがんばれませんでした

がんばりましたね……って伝えると
「私、何をがんばったんですか？
麻酔をされて寝ていただけですよ」って
寂しそうに心を閉ざす方がいらっしゃいます。

えっ？　がんばってない？
帝王切開で出産したママは、
決断力があるよ。

おなかを切って、この子を守ろうと決めたのだから。
忍耐強いよ。
麻酔も切開も、術後の後陣痛も、歩くのも全部痛かったけど、
この子を育てるために、がんばった！

そしてゆだね上手《じょうず》。
術後の数日は、トイレにも行けないから、
全部お世話してもらわなきゃいけない。
もうどうにでもなれってお任せできましたよね。

自分が気づいていないだけで、心も体も
すごくがんばってきました。
あっという間に通り過ぎてしまった時間を思い出して
自分に「たくさんがんばったね」って言ってあげましょう。

4 自分の気持ちがわかりません

周りからみたら、たぶん幸せだし、ちょっと寝不足くらいで、
あとは何の悩みもないはずなのに
どうしてこんなにもやもやしてるんだろう。
なんでイライラするんだろう

そんなとき、私は自分に「何に腹を立てているの？」って聞いてみます。

今日、どこに行った？　今日、誰と話した？
その人とどんな会話をした？　その中に悲しい言葉はあった？
そこで何か怒りたくなることがあった？

そうすると、見えてきます。
あっ、これがずっと頭の中にあるんだって。
それがわかったら半分解決。

あなたの心の現在地はどこですか？
痛いとか、寂しかったとか、悔しかったとかを
無かったことにして、笑顔を作っているけれど
心の中は立ち止まったままでいませんか？

まず心の現在地を知りましょう。
そこから、答え探しが始まります。

これって帝王切開に限らず、日常生活でも使えます。
早く原因がわかると、その後の進み方も早くなります。

5 自分って、ちっちゃい人間だな〜

友人が自然分娩したと知って、
笑顔で「おめでとう」って伝えてるのに、
心の中は素直に喜べてない。
自分って、ちっちゃいな〜。

芸能人の出産報告を聞くたび
この人はどっちで産んだんだろうって気になる。
自分って、ちっちゃいな〜。

自分の希望と違うことが起きただけで
イヤな自分が顔を出す。
そんなちっちゃな自分を発見できたのも
帝王切開で出産したから。
そんなちっちゃな自分のところに、
元気にやってきてくれた宝物。
きっと、外野の声なんて気にしない、
強い母ちゃんに育ててくれるはず！

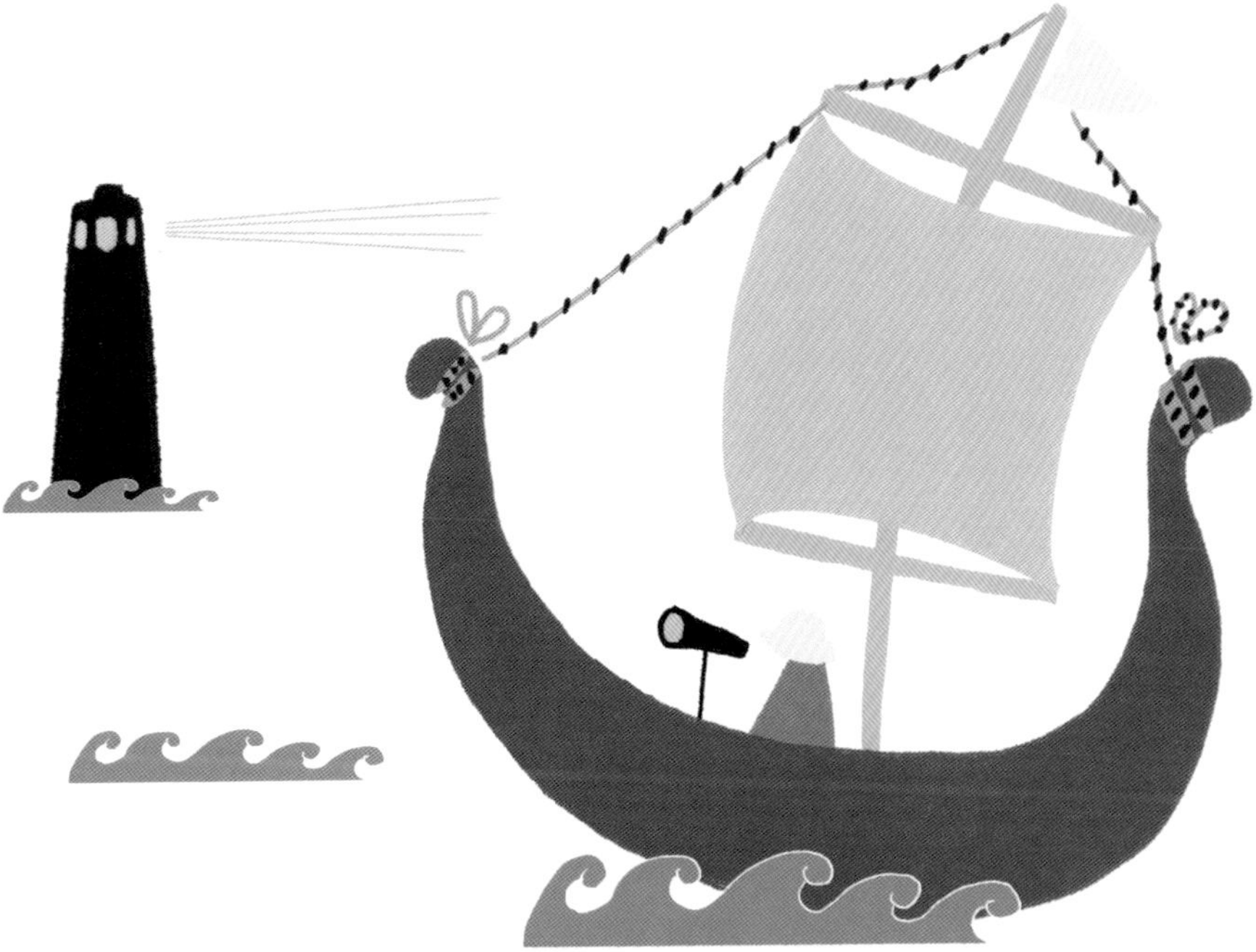

6 おなかの傷が嫌いです

あなたのおなかの傷は縦ですか？　横ですか？
きれいですか？　盛り上がっていますか？
盛り上がりは全部ですか？　一部分ですか？
触れると痛いですか？　かゆいですか？　痺れますか？
長さは10センチくらいですか？　もっと長いですか？
温泉に行って、見知らぬ人に見られても大丈夫ですか？
絶対に見られたくないですか？
自分でおなかの傷を見ていますか？
まだ怖くて一度も見ていませんか？

この文章を普通に読んでいられますか？
息苦しくなってきますか？

おなかの傷が好きですか？　嫌いですか？
私がもっとこうしていれば……と自分を責めていませんか？

傷一つでも、これだけ違うんです。

昨日まできれいだったおなかにできた一本線。
この子を守るために
自分も生きて、この子との未来を一緒に歩むために
切ろうと決めた、
私だけの勲章「いのちの窓」。

7 娘に傷を見られたくありません

お産を振り返る会に来てくださった、2歳の女の子のママが
「お風呂の中で、子どもがおなかの傷に手を伸ばしてくると、
触らないでと、その手を払《はら》ってしまうんです。
そんな自分のこともイヤなんです」と悲しそうにおっしゃいました。

まだ自分の傷を受け入れられず
自分でも好きになれないから、誰かに触れられるのもイヤ。

でも、ゆっくり自分の気持ちと向き合って、
何が自分の心にフタをしていたのかを見つけ、
これからのことに向き合って　気持ちが少しスッキリした後、
こんなメッセージが届きました。

今日、お風呂に入ったら、いつものように娘が手を伸ばしてきたので、
初めて2人で傷を触りました。

そうしたら、娘が「これ、なぁに？」って聞いてきたので、
「あなたが生まれてきたところだよ」と伝えたら、
「かわいいね」って撫《な》でてくれたんです。

うれしくて、うれしくて、やっと自分の傷を好きになれました。

産み方は二通り
無事に会えるほうを選んできてくれた命です。
生まれてきてくれて、ありがとう。
出会ってくれて、ありがとう。
あなたがいるから幸せです。

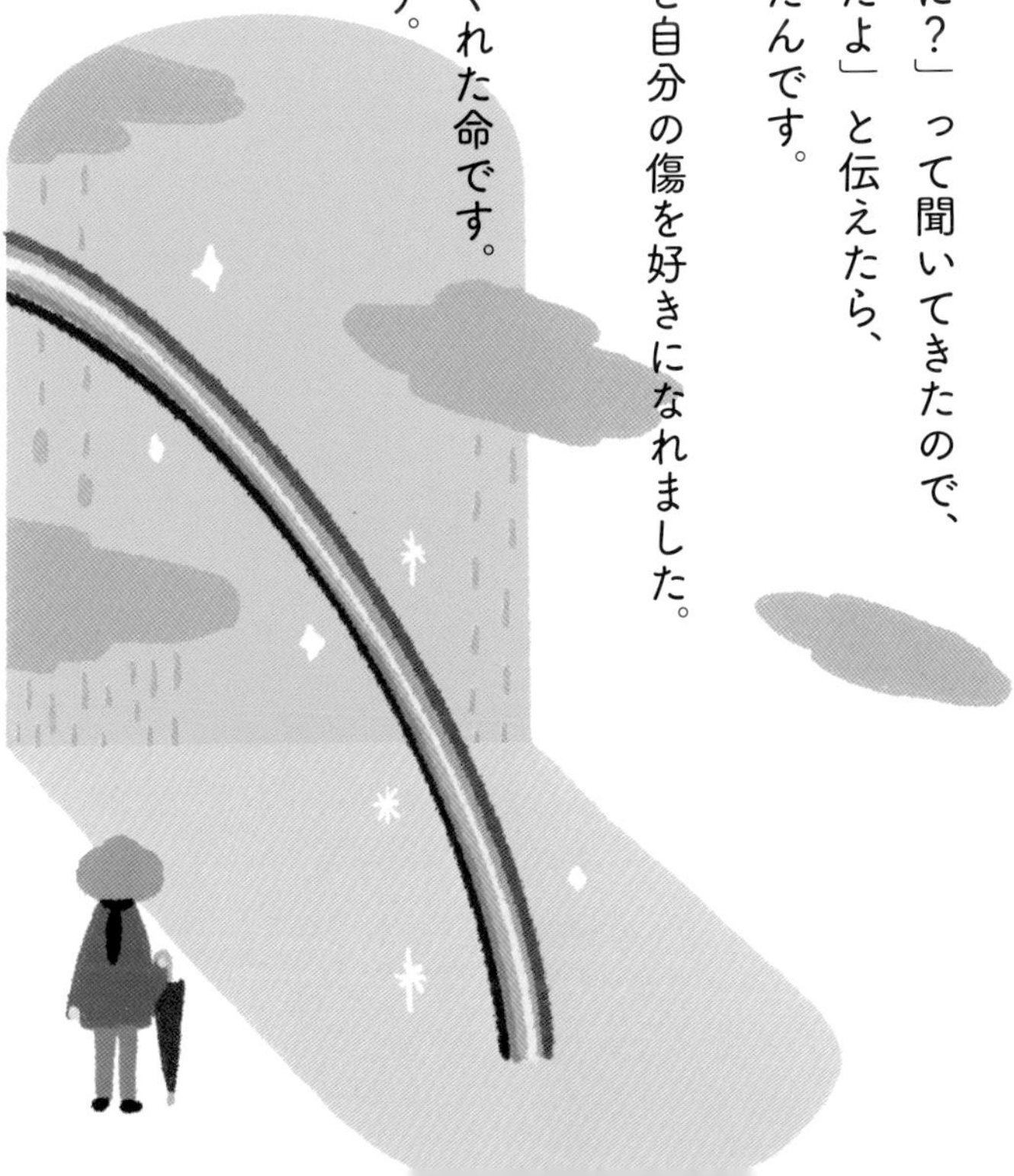

我が子への手紙

あなたがこの世に生を受けてから今まで
どんなにたくさんの〝祈り〟があなたに与えられたか
気づける人になってください。

あなたがおなかに宿ったと知った日から
無事に会えることを祈り
初めて抱っこした日から無事育つように祈り
ケガをしたら治るように祈り
泣いて帰ってきたら早く笑顔が戻るように祈る。

一生懸命なときは成功するように祈り
笑っているときはその笑顔がずっと続くように祈る。

母だけでなく父の、姉妹の、祖父母の、おじさんおばさんの……。
そして友人や関わってきたたくさんの人の祈りが
あなたを支えていることに気づき
あなたも祈ってあげられることのできる余裕を身につけてください。

まだやっと人生のスタート地点。
ここから先もあなたへの祈りを続けます。

辛いときも1人じゃない。
それだけは覚えていてください。
人としてしっかり育てた自信があります。大丈夫。

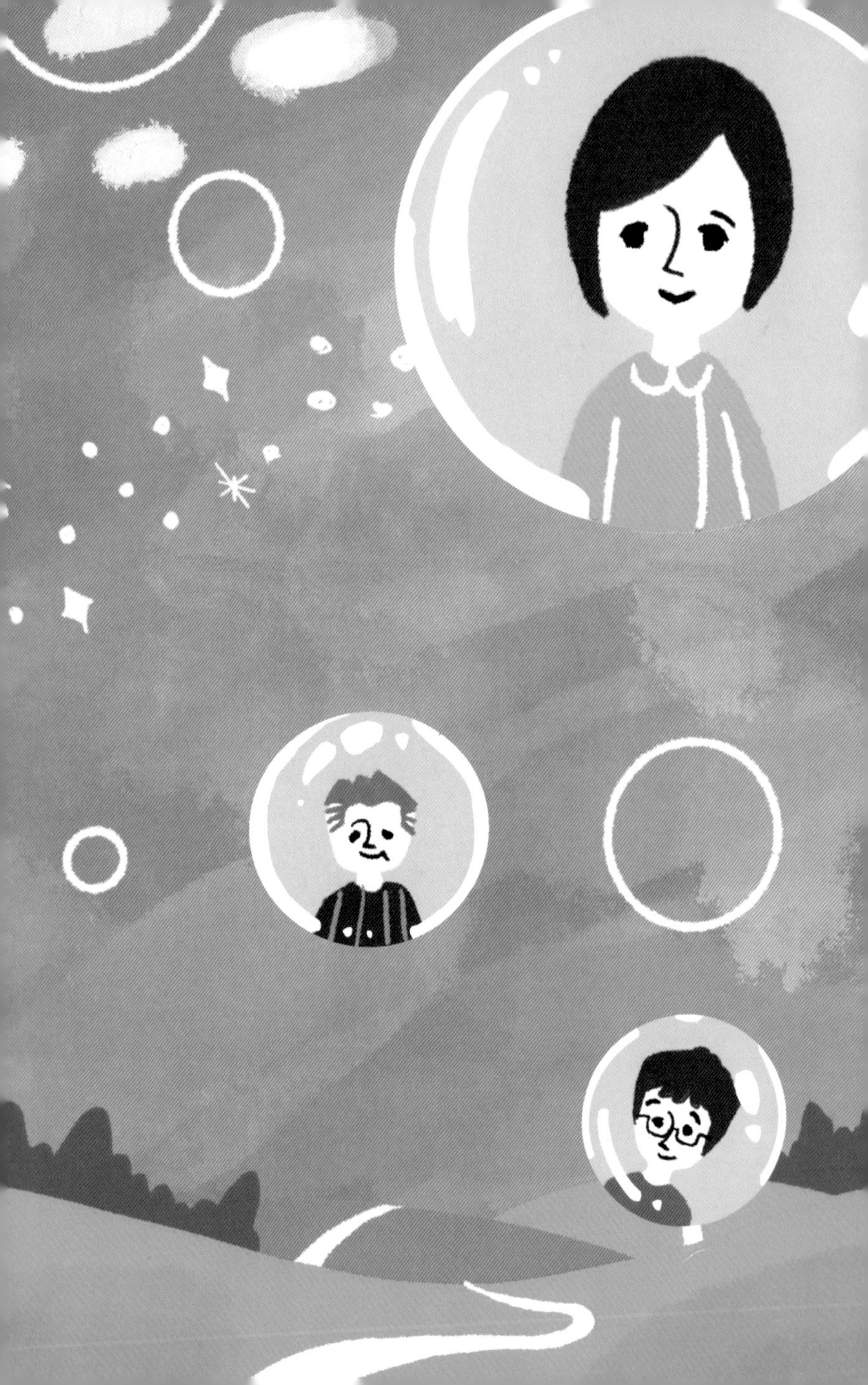

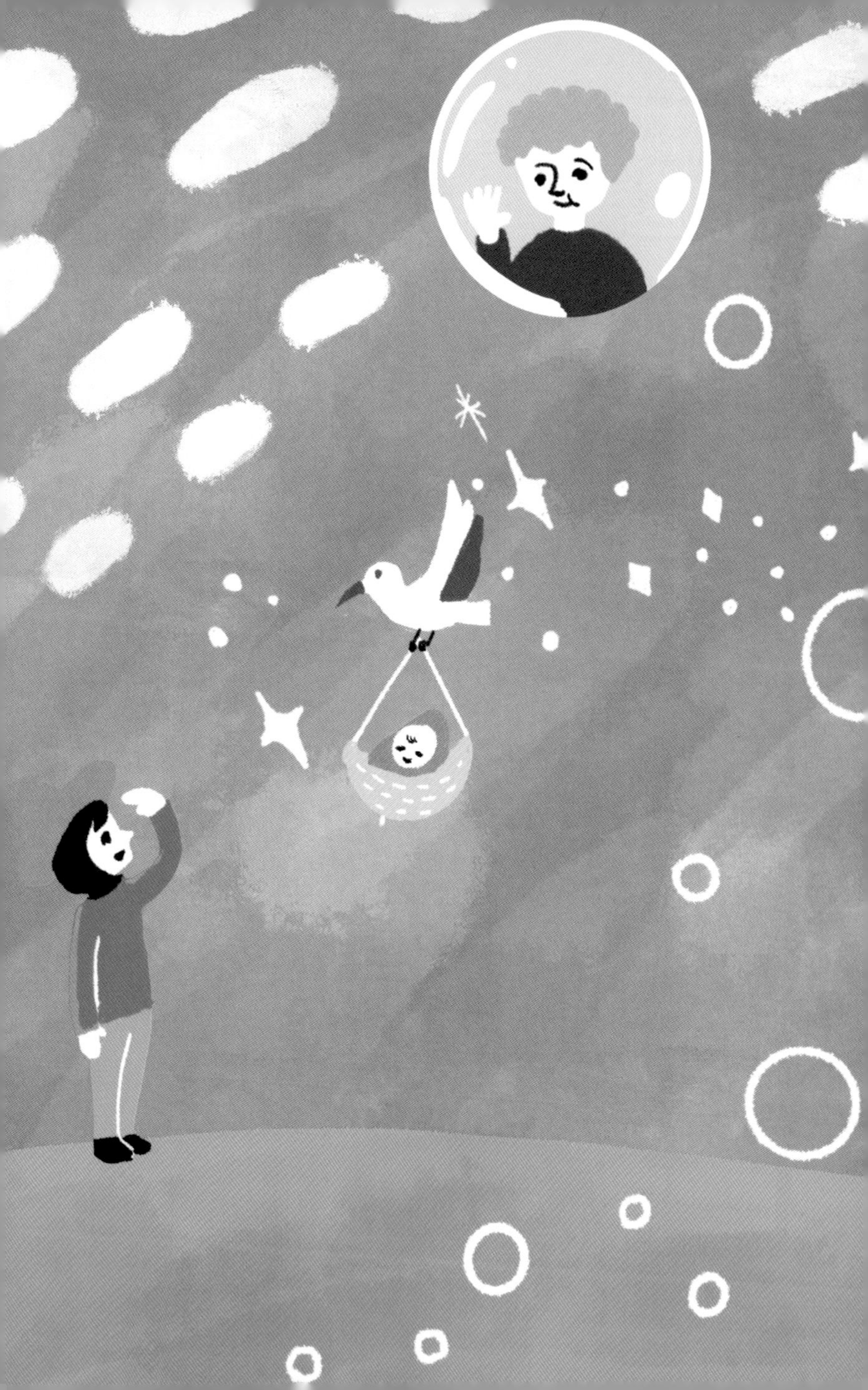

出産を振り返る

1 いったいこれから何が起きるの？

生まれて初めての手術。
いったいこれから何が起きるのか予想もつかなくて、
怖いことしか思い浮かばない。
麻酔？　切開？
いつ？　どこを？　赤ちゃんは大丈夫？

きっと心配で怖くて、身体が固まっていましたよね。

そんな、不安な手術中
誰かが握ってくれていた手のぬくもりを忘れません。
先生？　看護師さん？
安心できたから、優しくて温かい記憶になりました。

不安で、涙が流れたけれど
看護師さんの優しい笑顔が勇気をくれました。
「大丈夫だよ、私がついてるよ」っていう助産師さんの声が
孤独を忘れさせてくれました。

手術室の中だけれど
そうだ……今は怖い時間じゃなくて
〝赤ちゃんに会うための時間〟なんだと
思い出させてくれました。

医療者からのやさしくて力強いエールです。

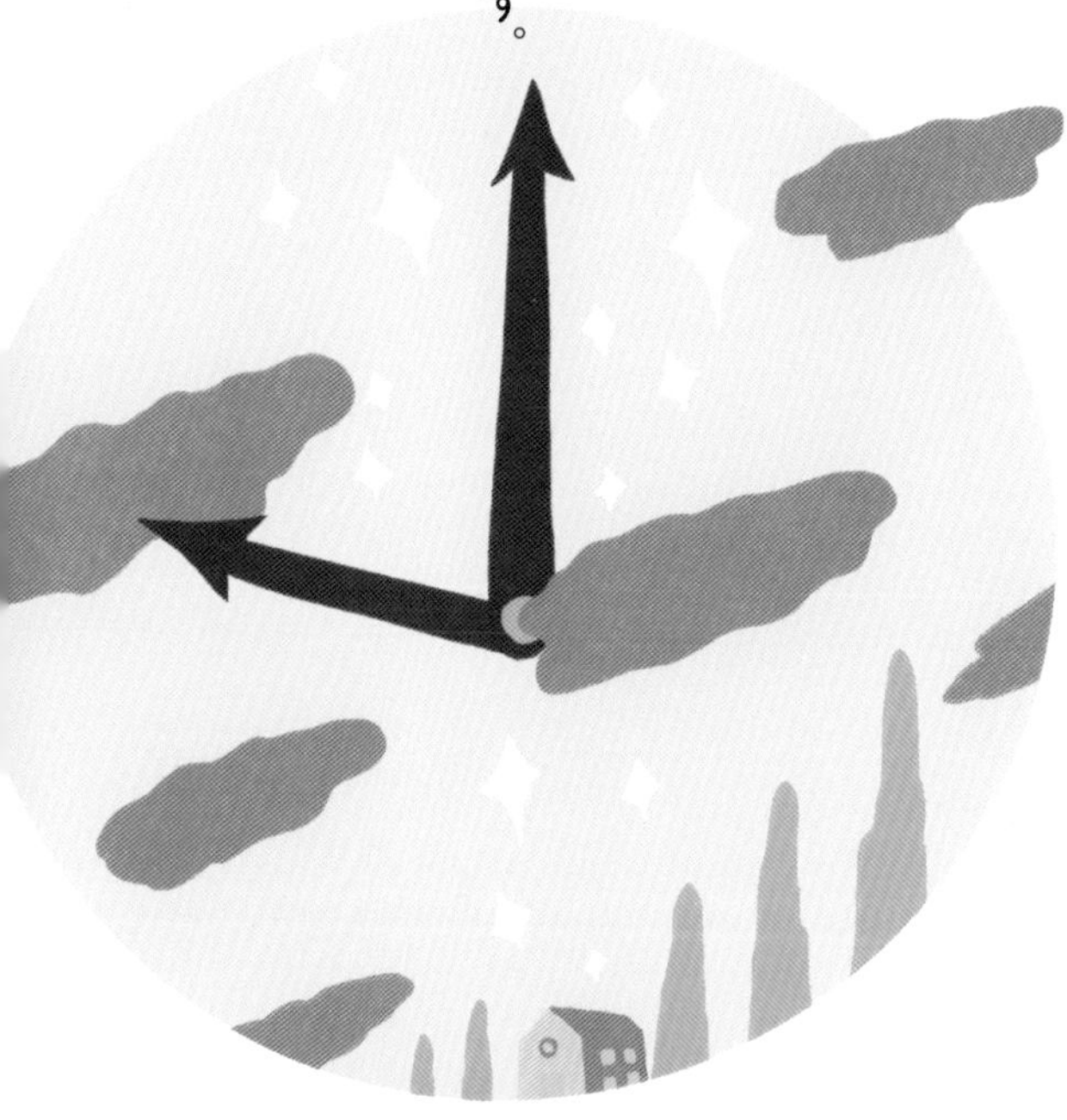

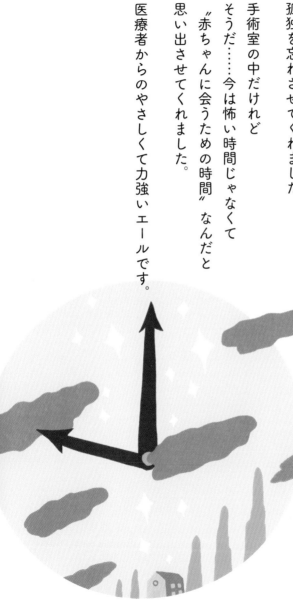

2 バースプラン、全然使えませんでした

「妊娠中に、バースプランを書きました。
一番最初に抱っこしたい。すぐに母乳をあげたい。
いろいろなことを楽しみにしながら書きました。
でも、緊急の帝王切開になってしまって
全部使えませんでした」

せっかく書いたり伝えたバースプランが、マイナスなものに
なってしまうのって、本当にもったいないこと。
そこに込められた想いまで、
なかったことにされてしまうということだから。

じつは帝王切開で出産した先輩ママたちは、

いろいろなバースプランを立てていらっしゃるんですよ。
術中、手を握っていてほしい。
実況中継してほしい。
誰よりも最初に触れ合いたい。
写真を撮ってほしい。
夫に立ち会ってほしい。

帝王切開は、自分の希望なんて何一つ叶えられないと
思っているママが多いから、
「〝私はこうしたい〟と言っていいんだよ」と伝えていきましょう。

自分が叶えられなかった体験も、誰かのステキな出産のために
役立てることができたら、ちょっとうれしくないですか？

3「そんなんじゃダメだ！」という声が聞こえて

帝王切開の出産中に聞こえてきた怒号。
「あ〜、そんなんじゃダメだ！　ちゃんとやれよ！」と
医師同士が怒っていて、怖くて、
「お願いだから人体実験に使わないで」って
ただただ早く終わることだけを考えていたというママ。

アイマスクをされたり、耳をふさがれたり、研修医に囲まれていたり
「不安や恥ずかしさや怖さしか覚えていなくて、
涙が止まりませんでした」

立ち会い出産もできなくて、不安でしたね。

逆に、術中の声がとても安心できたというママもいるんです。

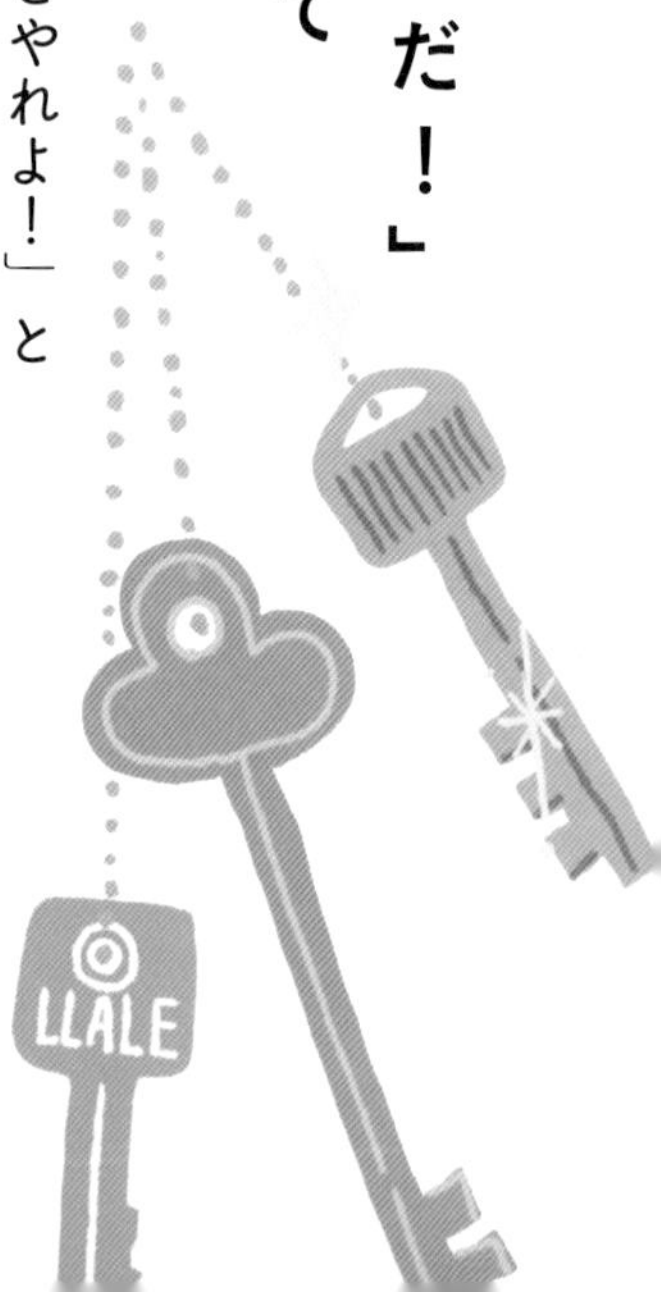

「名前は決めたの？　パパは子育て楽しめそう？」
私の出産をみんなが楽しみにしてくれました。
安心で、楽しみなのが出産だと思っていました。
でも、それが当たり前じゃない世界があることを知りました。
だからこそ、強くなれるはずです。
思い通りにいかないことや、こんなはずじゃなかったことって
じつは今までも、何度もありましたよね。
そんなとき、痛みの中から、何を見つけましたか？
痛みや悲しみの中にあった幸せを探せること、
それがあなたのこれからを変えていきます。

4 傷の痛みは言えたけれど、心の痛みは言えませんでした

帝王切開で出産した夜、傷が痛くて痛くて……。
ナースコールを押して痛み止めをもらったけれど、
「心の痛み止めをください」って言えなかった。
「どうして帝王切開になってしまったんだろう」って考えると
涙が止まらない。
でも、「お母さん」になったんだから
そんなこと言っちゃダメだって、ぐっと飲みこんだ。

寂しかったね。
誰かに受け止めてほしかったね。
お母さんになったんだからしっかりしなきゃって思ったよね。
でもね、そんな必要ないんです。
だって、お母さん一日目だもん。

生まれたばかりの赤ちゃんと一緒で、
「抱きしめて！」
「誰かそばにいて！」って、
SOSを出していいんです。

一日一日、ゆっくり親になってきましょう。

5 医療者だからわかるよね

助産師さんが、帝王切開で出産されました。
帝王切開の手術に入ったこともあるし、
産後のお母さんのケアもしてきて、
辛そうなことも、もちろん知っています。
でも、自分が同じ立場になったとき、
こんなに大変だったんだって初めてわかりました。
もっとこうしてほしい……という思いはあったけれど、言えなかった。
術後、手を添えてほしかった。母乳のことも助けてほしかった。
でも返ってきたのは
「医療者だからわかるよね。できるよね」

初めての出産で、わからないことだらけ。
でも聞いちゃダメ。知らないなんて言いづらい。
助産師なのに、そしてお母さんになったのに……。
どちらもちゃんとできなくて本当に苦しかったです。

そんな同業者の声を聞いた助産師さんが、こんなふうに
おっしゃいました。
「医療職だからこそ、手を貸しちゃダメかなと遠慮していました。
でも、全力で力を貸してもいいいんですね」

SOSを出すことが難しいとわかったら、今度はあなたがぜひ、
そのSOSを受け止める立場になってください。
寂しさや不安、誰かの手の温かさを知ったからこそ、
それを大切にできる医療者になってください。

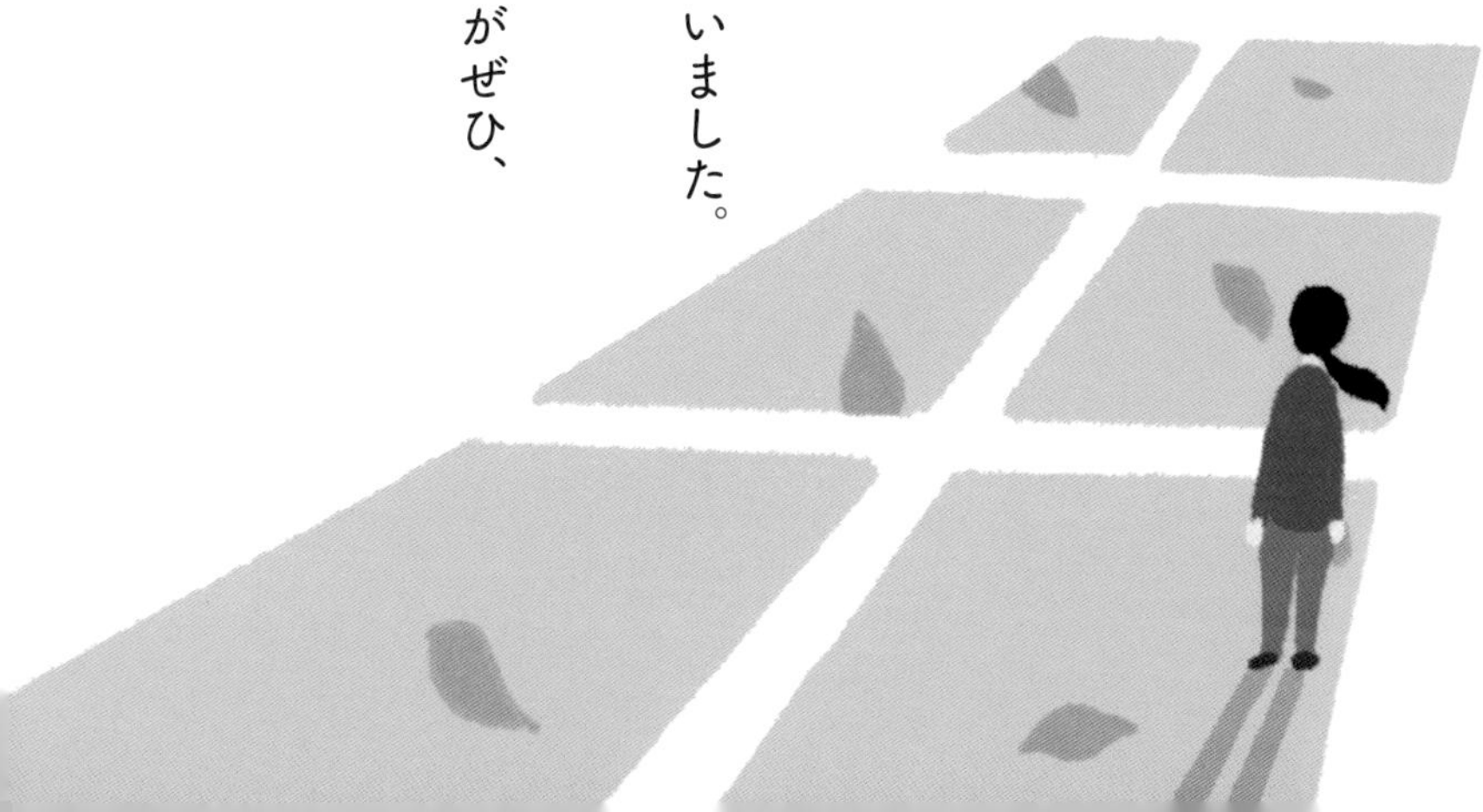

6 産んだ？ 出した？

産後、入院中のママから、夜中にメールが届きました。

「私は本当に産んだのでしょうか？
いきんでもいない。麻酔をされて、ただ寝ていただけ。
出してもらったとしか思えなくて、悲しくてずっと泣いています。
どうしたらいいでしょう……。助けてください」

本当に産んだのか、実感が持てませんよね。
だって、10ヶ月間、自然分娩することだけを考えて、
その準備をしてきたんだもの。

赤ちゃんに会えてうれしいはずなのに、
無力感と劣等感で押しつぶされそう。

今まで、同じ悩みを抱えていた、たくさんのママにお会いしてきました。
皆さん、こうおっしゃいます。
「時間が解決してくれました」

時間が経って、
子どもの笑顔が増えて、おしゃべりができるようになって、
気づいたら、大切な記憶になっていたそうです。

私たちは、おなかの中で大切な命を育てて、
命を産みました。
二通りしかない産み方の一つ、帝王切開という方法で。

きっといつか、自信を持って「産みました」と笑顔で言える日が来るから
今は育てることに力を注いでみませんか？

7 ベビーマッサージ教室で悲しかった言葉

「ベビーマッサージ教室に行くのをいつも楽しみにしていました。ですが先日、先生が『今日はお産の振り返りをしましょう。陣痛のことからどうぞ』っておっしゃって、体が固まりました」

あっ……話せない。

「私、逆子で予定帝王切開したので陣痛を経験していないんです」

帝王切開で出産した女性のさまざまな気持ちをご存じないまま〝ママの応援団〟になられた方からの、思いがけない言葉が悲しかったという方にお会いします。

予定帝王切開で出産したママは、陣痛を経験していない方も多いのです。

赤ちゃんと自分の笑顔のために選んだ場所が違っていたら
やめればいいんです。
いつまでもそこにしがみつく必要はありません。
そして違う場所や人を探してみましょう。
一か所で傷ついても、そこであきらめちゃダメです。
きっと、あなたにぴったりの、元気をもらえる場所や人に出会えるはず。

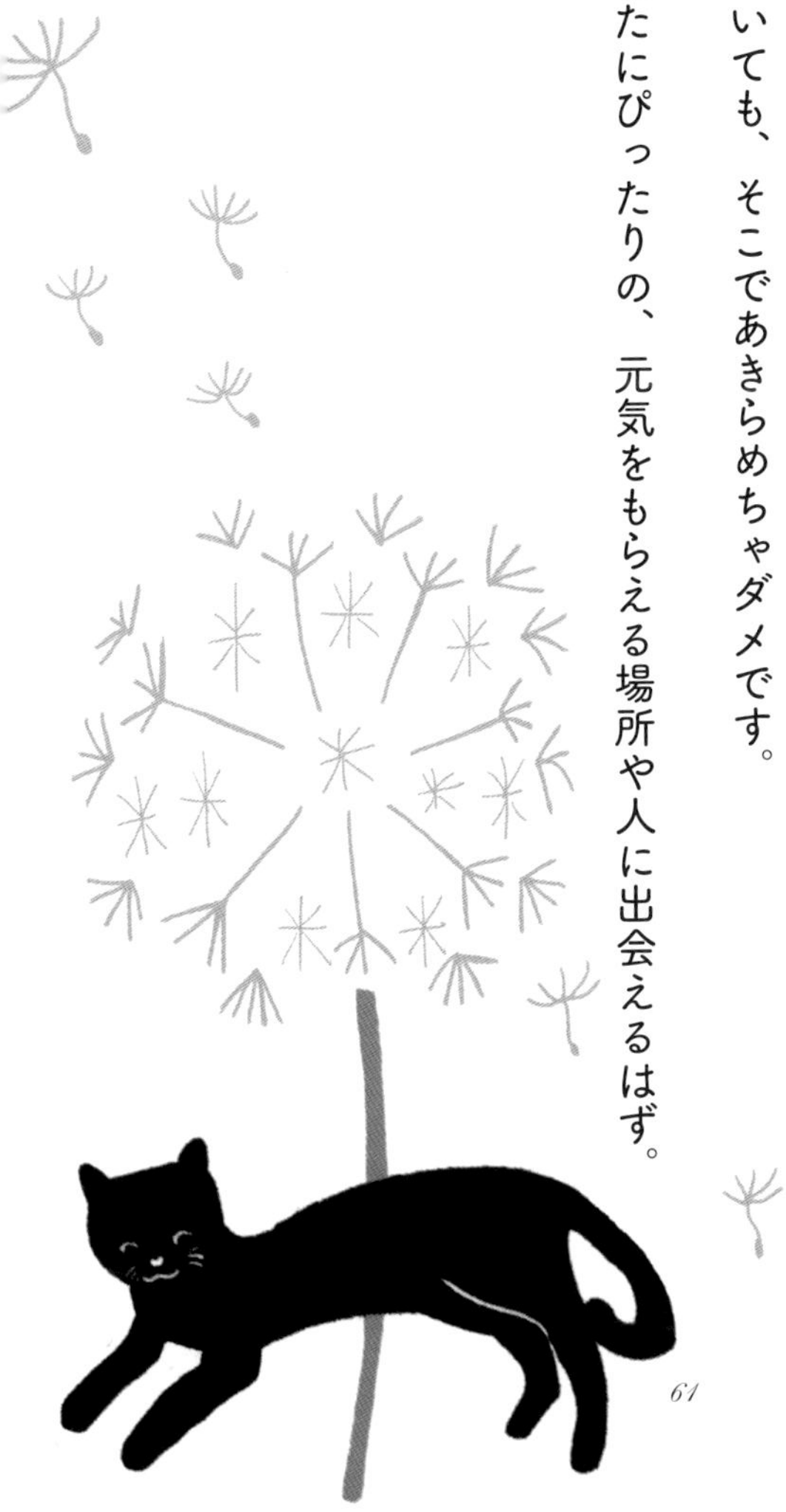

産前産後の女性を支援する方へ

母親学級でも帝王切開の説明がないところが多く、あったとしても「ならないためにこうしましょう」という伝え方なので、母親にとっては、「なったらいけないもの」であり説明がないので「私には関係ないこと」ととらえがちです。

前もって学ぶ機会もなく、心がまえすらしていない中、生まれて初めての手術にのぞむ女性がほとんどです。

剃毛《ていもう》、麻酔、導尿カテーテル、全裸、開腹と次から次へと自分の体に起きることについていけず出産の記憶がない女性も多いのです。

不安や孤独は一生母親の心に残ります。

「産後、お見舞いに来た人からの心ない言葉に泣いていたら
助産師さんが、どうしたのって聞いてくれました。
涙の理由を話したら、
『周りの誰が何を言ったって、あなたのがんばりは私が認める！』って
力強く言ってくれたんです」

うれしい言葉、勇気づけられた言葉も、同じようにずっと心に残っています。

悲しみを解決するのは、時間ではなく
その間に出会った人や、話した言葉です。
どうぞ、ママたちの最強の応援団でいてください。

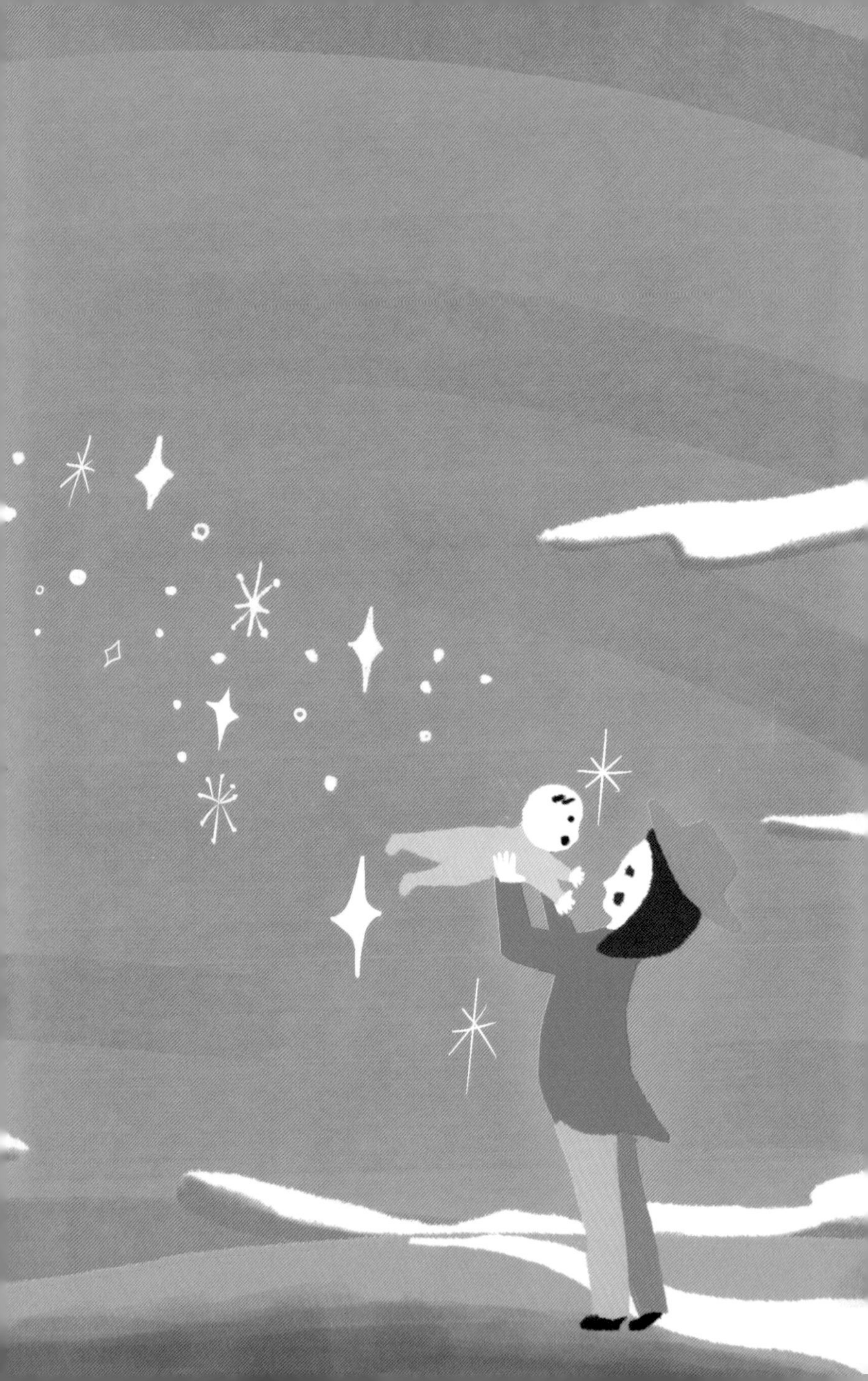

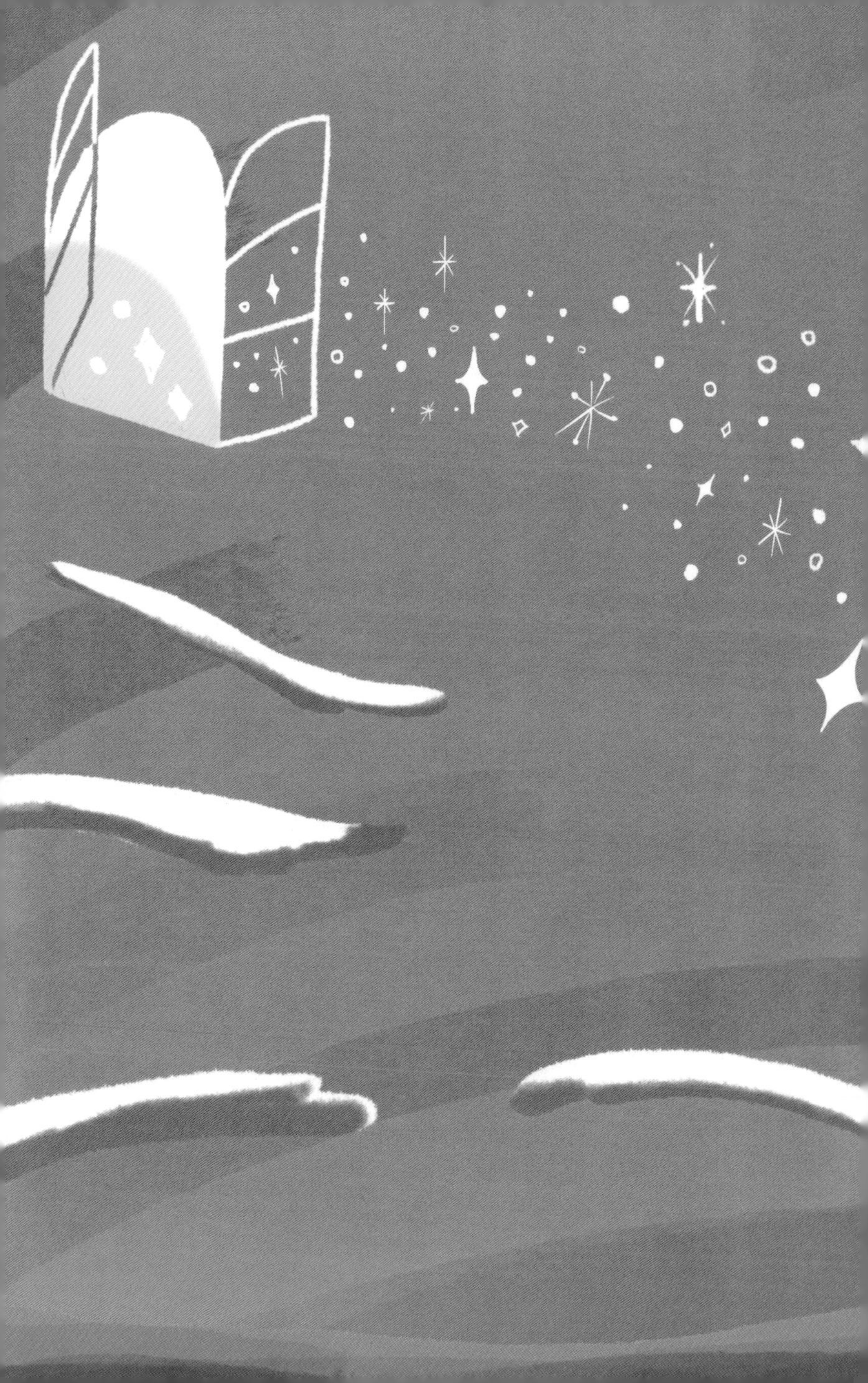

家族とともに育つ

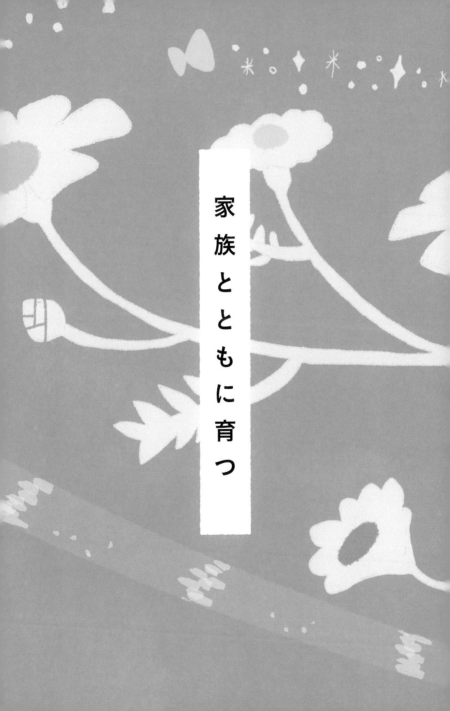

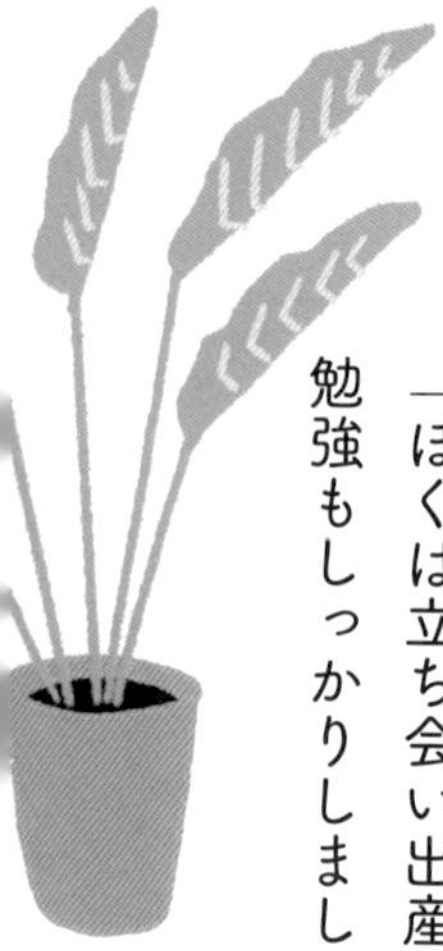

1 立ち会わせて あげられなかったんです

帝王切開での出産になり
「夫を出産に立ち会わせてあげられなくて申し訳なくて」と
言うママがいらっしゃいます。

立ち会い出産の一番の目的は
出産という命がけの時間に立ち向かうママを安心させてあげること。
手術室で、1人で不安と戦ったママが、
申し訳ないなんて思う必要は、これっぽっちもありません。

「ぼくは立ち会い出産をずっと楽しみにしてきたんです。
勉強もしっかりしました。

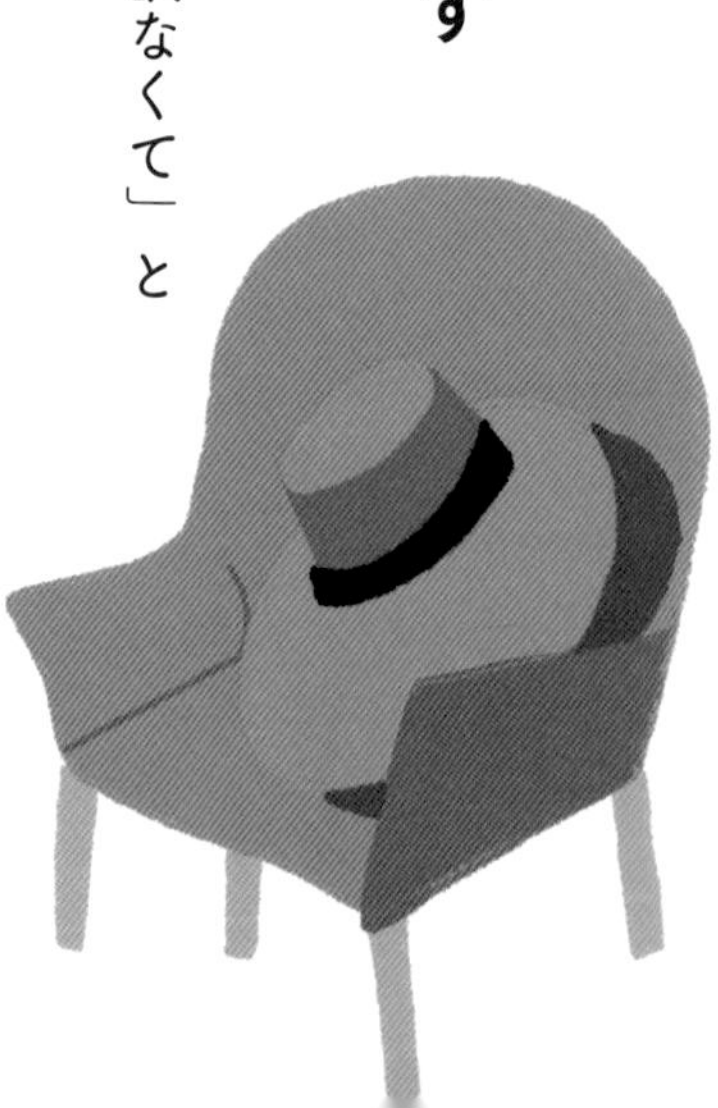

でも、帝王切開になってしまったので立ち会えなくて残念です」
と言うパパがいらっしゃいます。

自然分娩に立ち会うことの素晴らしさだけを学んできたのかな。

「立ち会い」は、出産がゴールではありません。
これからいくらでも立ち会う場面はあります。
我が子の運動会、お遊戯会、発表会、そして結婚式。
全部立ち会って
一緒に家族の成長を見守っていきましょう。

そして、立ち会えなかった時間を
妻がどんなに不安な気持ちで過ごしたか、
想像してみてください。
大切な人にわかってもらえたら、それが何よりの幸せです。

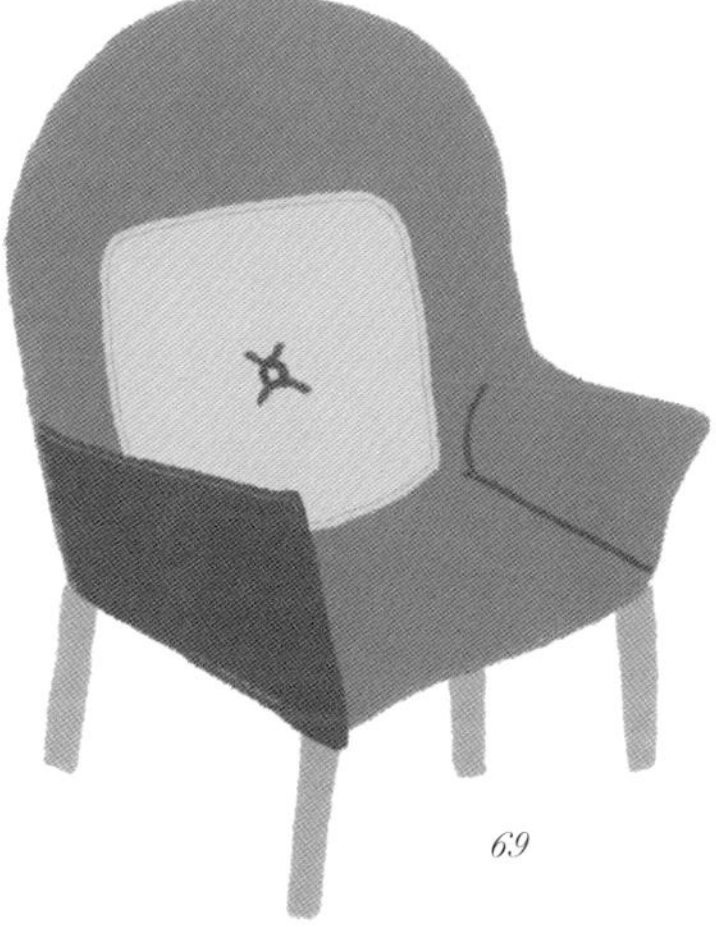

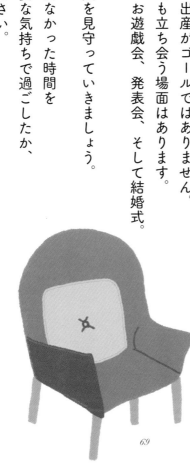

2 私の気持ちは置いてけぼりでした

「生まれましたよ〜」っていう声と一緒に
顔の横で赤ちゃんをチラリと見たら、連れて行かれちゃったんです。
もっと待ってほしかった。
触れたかった。
赤ちゃんと手をつなぎたかった。
ほっぺとほっぺを合わせたかった。
病室に戻ったらおばあちゃんがうれしそうに
「赤ちゃんを抱っこしちゃったわ」って。
私の赤ちゃんだから、誰よりも先に触れたかった。
赤ちゃんの温かさを最初に感じたかった。

自分の意志とは関係なく進んで終わってしまった出産。
あのときだけの大切な時間だから
「私の気持ち」を大切にしたかった。

だからかな、自分の出産に拍手できないんです。
そう寂しそうに振り返るママ。

全部、今やればいいよ。
そこにいてくれるんだもん。
ギュッと手を握って、
いっぱい触れて、
自分に「よくがんばったね」って言ってあげよう。

3 みんな赤ちゃんのことばかり見ているんです

「術後、おなかの傷が痛くて、赤ちゃんのことも抱っこできないし。
お母さんになったのに起き上がることもできなくて、
でもお見舞いに来てくれた人は、みんな赤ちゃんのほうを見て
うれしそうにしていて……」って、
ちょっと寂しい言葉を耳にします。

そんな中、先日お会いした方から
「父（新米おじいちゃん）の言葉が本当にうれしかったんです。
みんなが赤ちゃんを見て笑っているとき、
そっと私のところに来て、

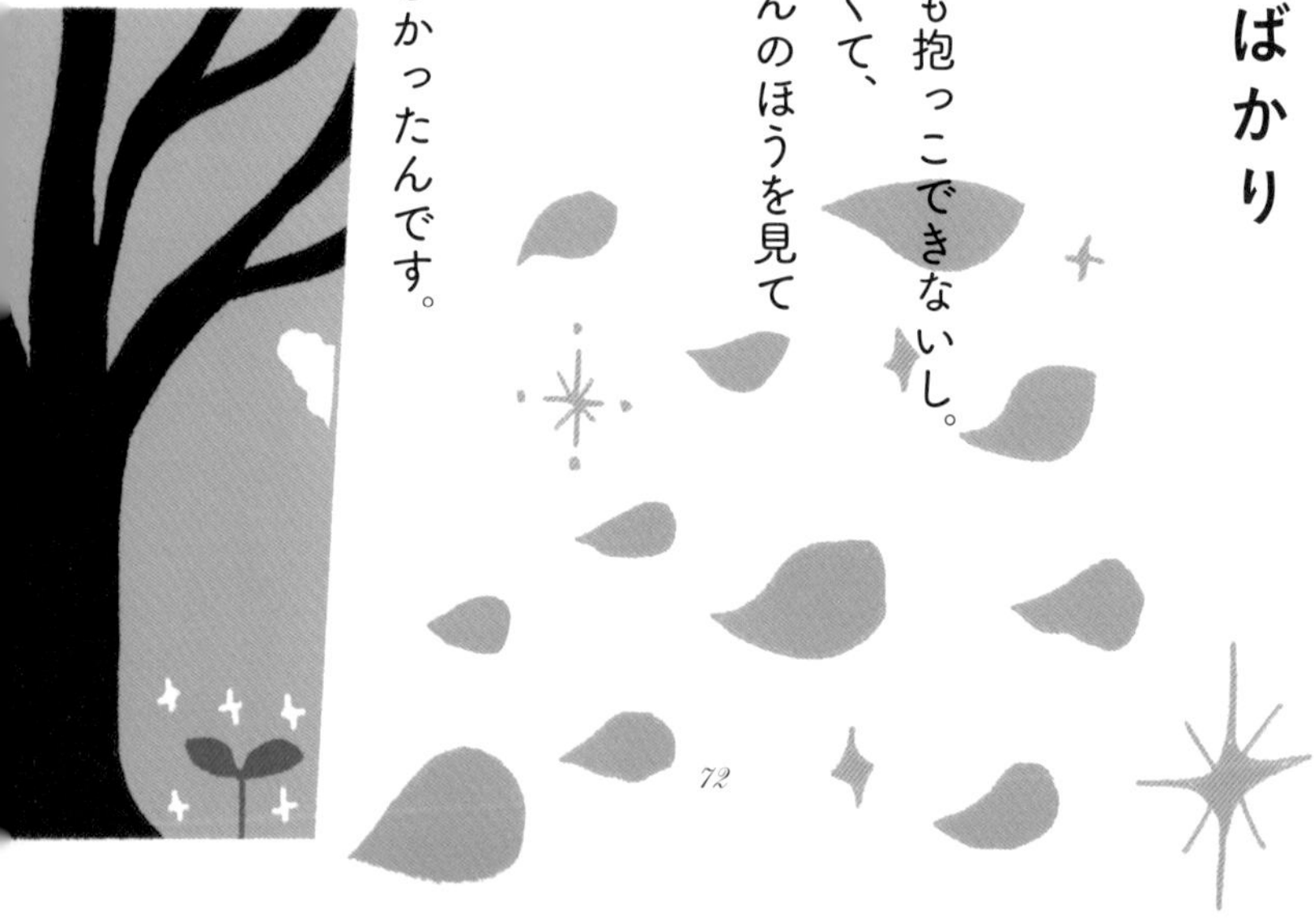

『手術したんだからな、俺はおまえの身体が心配だ。
無理だけはするなよ』って言ってくれたんです」
というお話を聞かせていただきました。

「普段は無口な父が、そう言ってくれたことを思い出しました」
という彼女の顔はとっても穏やか。

誰かの応援を感じると、
人はきっと肩の力がふわっと抜けるんだろうな。
ひとりぼっちはダメですね。

誰かに、ずっと見守ってもらったことに気がついたら、
今度はあなたが、それを伝えていく番ですよ。

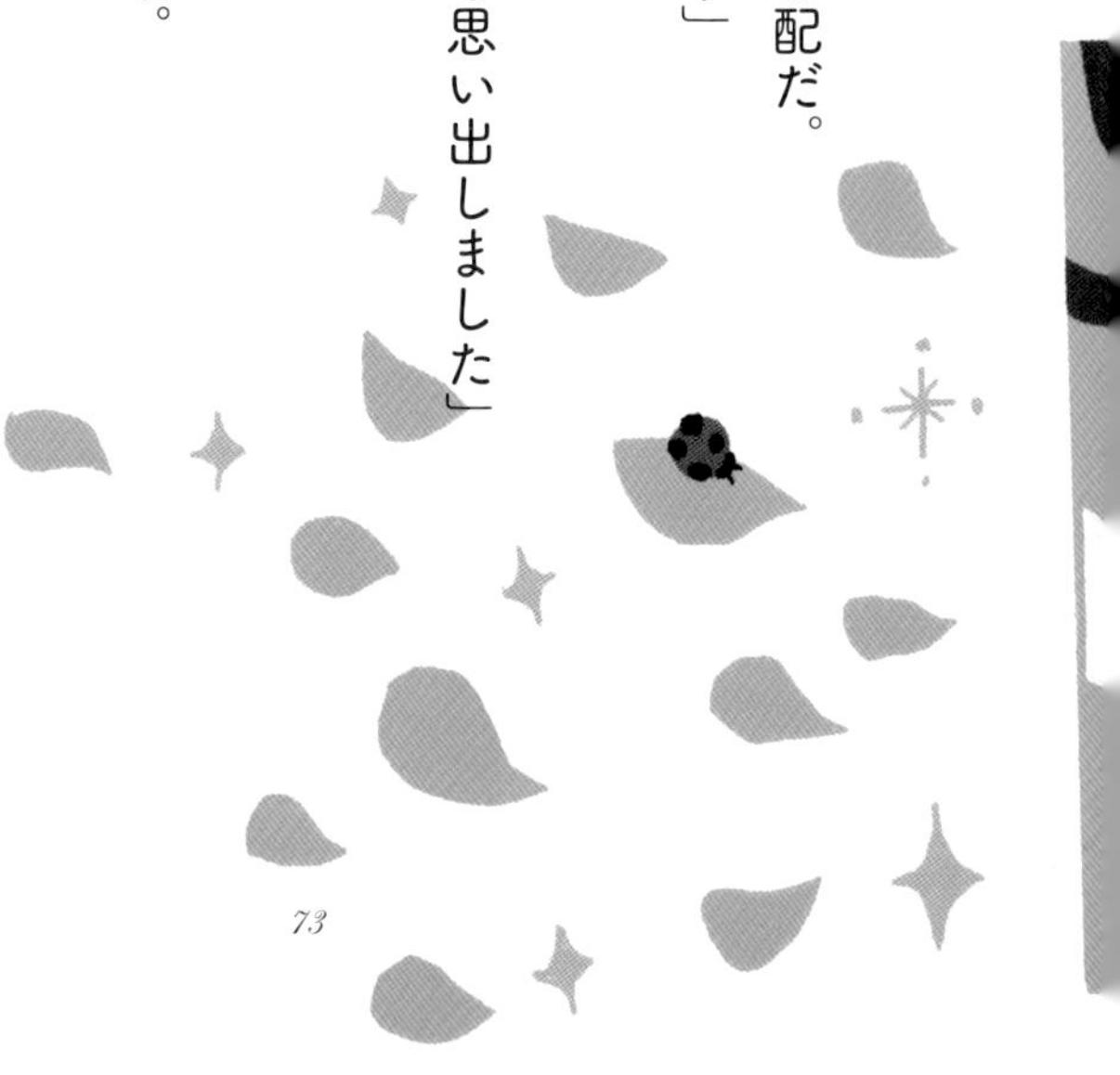

4 私は普通に産めたのに

母に、帝王切開で出産することが決まったと伝えたら
「あら、私はあなたを普通に産めたのにね」って。
義母に帝王切開で出産すると伝えたら
「私は息子を普通に産んだわよ」って。

この報告、なんでしょうね？


自分が出産したときのことを聞いてほしいのかな。

「普通に産んで、すごいですね」って言ってほしいのかな。

じつは、自分が帝王切開で生まれてきたママの中には、実母から、

「あなたは生まれるとき、苦労していないから、我慢ができない子だ」

「自然に産まれてきた弟のほうができる子だ」

こんなふうに言われてきた方もいらっしゃるんです。

本当に悲しくて悔しくて涙が出ます。

負の連鎖を断ち切りましょう。
情報があれば、嘘だってわかる。
安全な場で誰かと話せば、本当の自分が見える。
私たちは、無事に生まれてきてくれたこと、
ただそのことに「ありがとう」と伝えられる大人でありたいですね。

5 きょうだいを作ってあげたいけれど……

友人からの「2人目を授かりました」という報告を聞くたびに
「どうしよう」という不安に襲われます。

「またあの痛みを経験するの？」
「またあの産後の辛さに耐えなきゃいけないの？」
思い出すと怖い。不安が襲ってくる。

もう少し時間が経てば、心の整理ができるのかな……。

そうか、今度は、上の子のお世話もあるんだ。
あんなにおなかの傷が痛かったのに、上の子を抱っこしてあげられるのかな。

そんな心配が次から次へと湧いてきて、頭の中を占領していませんか？

最初の帝王切開は、わからない怖さ。
次の帝王切開は「わかる怖さ」だと皆さんおっしゃいます。

「私の怖さのせいで、この子を一人っ子にしてもいいのかな」

怖さや痛みは、人と比べられないもの。
自分の中で、少しずつ薄まる日を待ってみましょう。

一人っ子には一人っ子の良さが
きょうだいがいたら、またその良さがあります。
年子にも、年齢の離れたきょうだいにも、それぞれの良さがあります。

そして、どんな子育ても、親の必死な顔と喜びは一緒です。

6 愛情と産み方は関係ありますか？

「上の子をかわいいと思えないのは、帝王切開で出産したからでしょうか」と悩む声をお聞きします。

緊急の手術で、自分の気持ちとゆっくり向き合えなかった出産。

もしかしたらイライラやもやもやが、

産み方に関係するのかもって思ってしまいますよね。

それ、関係があるとしたら産み方ではなく、年齢です。

上の子の年齢。

赤ちゃんは、ママがお世話したくなるようにできています。

まんまるで、ちっちゃくて、誰かの手がないと生きていけません。

でもちょうどその頃、上の子はなんでも自分でやってみたいお年頃。

ママは赤ちゃんに優しく笑いかけているから、

「よ〜し、自分でがんばってみる！」


でも失敗してママに叱られる。

子どもが「ごめんなさい」って言わないと、さらに腹が立ったりして……。

本当に親のほうが未熟ですね。

どんどん大人になって、
ママの笑顔のためにがんばっている上の子の優しさを、
「かわいいと思えない」なんて言葉で遠ざけてしまうのは
自分が未熟だったから。
今ならはっきりわかります。

7 夫に言っても、ちっともわかってくれなくて

「『お産の振り返りに行きたい』って夫に言ったら止められたんです。
そんなところに行って、せっかく元気になった君が
また落ち込んだら困るって」

それでも来てくださったのはなぜ？
「元気になったと思っているのは夫だけだから」

夫に言っても　無理だから……。
言ってもわかってくれないから……。
元気なふりをして、「本当の気持ち」をわかってもらえないことを
恨んでいませんか？

夫は、妻も赤ちゃんも無事で、うれしさいっぱい。

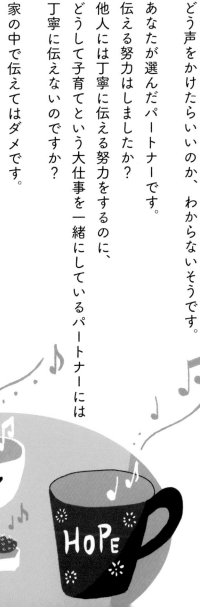

だから「落ち込んでいる」意味がわからない。
どう声をかけたらいいのか、わからないそうです。

あなたが選んだパートナーです。
伝える努力はしましたか？
他人には丁寧に伝える努力をするのに、
どうして子育てという大仕事を一緒にしているパートナーには
丁寧に伝えないのですか？

家の中で伝えてはダメです。
違うことまで責めたくなるから。
散歩に行って、〝今日は黙って聞いていていてほしい〟と伝え、
自分の気持ちをきちんと話してみましょう。

一度でダメなら、二度三度。
未来の2人のために、手間は惜しんではいけません。

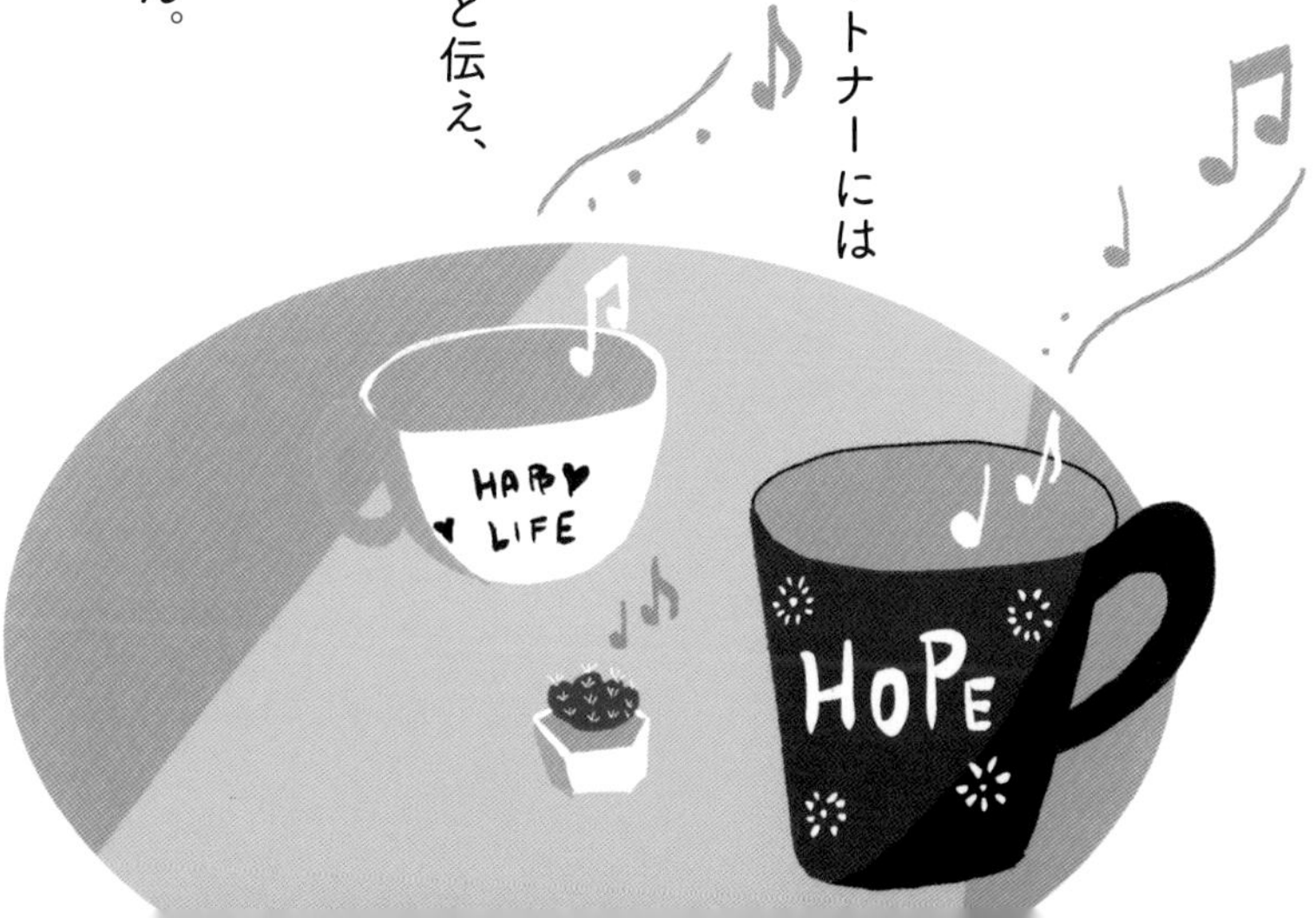

家族というチームで歩むあなたへ

「妻が帝王切開で出産してから、なんだか元気がないんです」
そんなメールをパパからいただくこともあります。

パパにとっては、無事に赤ちゃんが生まれて、
ママも身体は元気でひと安心。

でも、じつはホルモンバランスが崩れたり、
初めての育児で余裕がなかったり
それに加えて、開腹手術の後なので体の真ん中が痛い。

笑顔になれないのも当然なんです。

お母さんになったから、がんばらなきゃっていう思いと裏腹に
わけもなく涙が出たり

これでいいのかな……ってすべてが不安に思えたり。

赤ちゃんと2人きりの時間は幸せだけれど、ちょっぴり孤独。

そんなとき、話しを聞いてもらうだけで
心が元気になることもあるのです。
答えはいりません。
ただ、聞くだけでいいのです。

赤ちゃんは日々成長します。
家族が一緒に過ごせる時間は期間限定だから
ぜひその成長の一つひとつを味わい尽くしてください。

「ありがとう」を伝えあってください。

そうやって過ごした時間の積み重ねが、家族の未来を作ります。

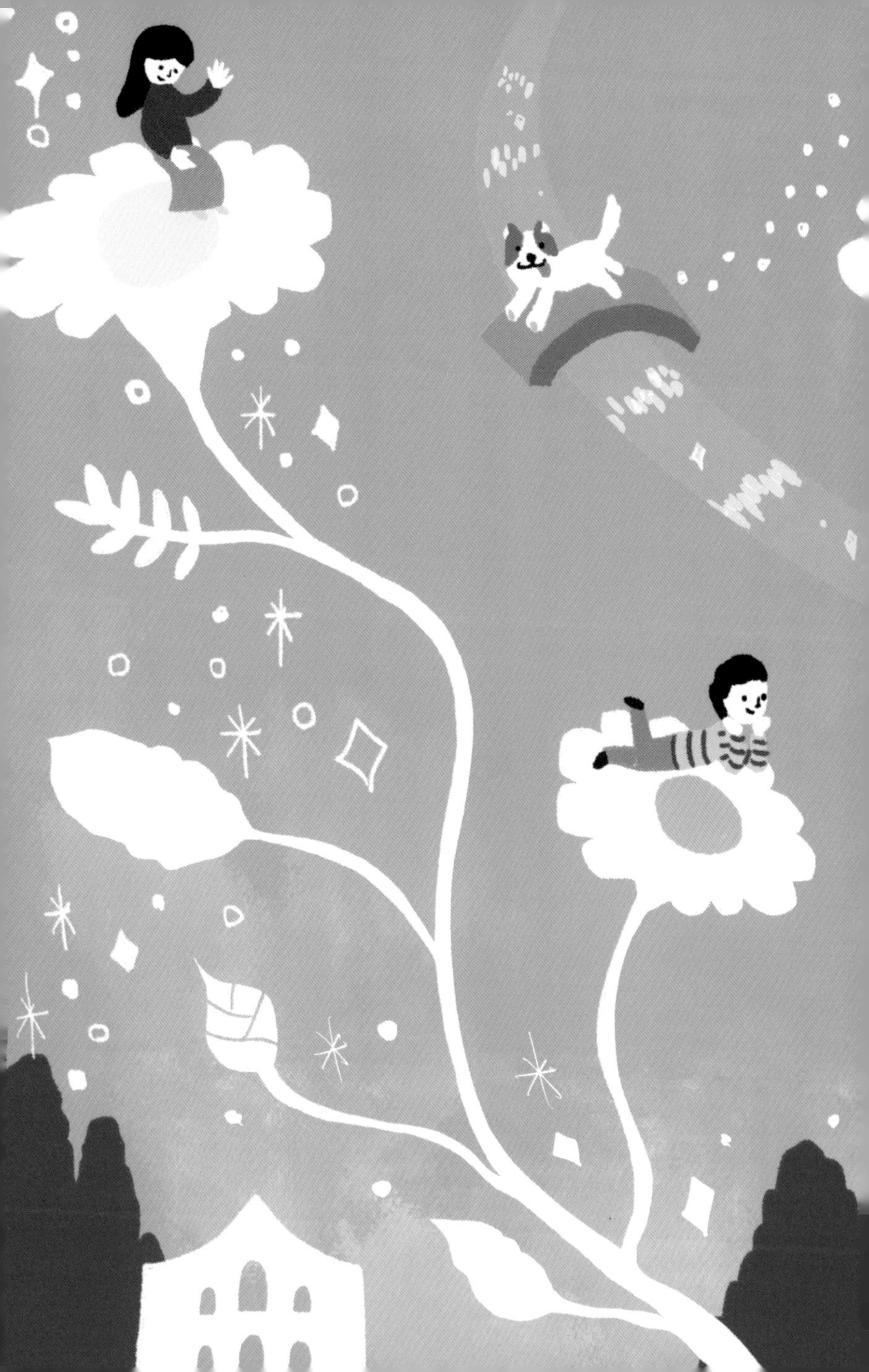

本当に心でわかるためには時間も必要

助産師　横手直美

私も2回の緊急帝王切開で娘たちを出産しました。その娘たちも現在16歳と10歳になりました。

「助産師なんだから、きっと冷静に判断して、手術も受けれたんだろうな」と思われるかもしれません。確かに、手術自体は自分で「必要だ」と理解して受けることができました。当時の執刀医や助産師さん、手術室の看護師さんたちにはとても感謝しています。しかし、納得して受けたはずの手術であっても、実は長女を出産して3〜4年は「帝王切開で（赤ちゃんが）生まれました」としか言えませんでした。「（私が）帝王切開で産みました」とは言えなかったんです。なぜでしょう。

この本を読ませていただいて、私にも同じようなもやもやした気持ちがあったことを改めて思い出しました。紹介されているママたちの思いと重なるところが多かったのです。助産師であり、帝王切開分娩のケアも、研究も行っていたのに、おかしいですよね。

そうなんです。いくら頭でわかっていても、心もわかってくれるかは別なんです。そのことを私は身をもって学びました。

緊急帝王切開後のママにインタビューした研究結果で、わかったことがあります。それは、予想外の帝王切開直後、混沌とした気持ちから、ご自身の出産体験を振り返り、ご自身のなかで心の整理をして、前に進むための3つの条件です。

一つ目は、母子が「もう大丈夫」と安心できる環境があること
二つ目は、その安心できる環境のなかで、母親としての体験を積み重ねること
三つ目は、これら二つを支えてくれるサポーターがいること

もともとのパーソナリティや出産体験の認識そのものも影響しますが、こうした3つの条件の整い具合によって、ママが精神的に再起していくプロセスに要する時間が違ってきます。

一方、予定帝王切開の女性は、手術台に上がったとたん一気に不安が押し寄せたり、前回の辛かった出産体験や手術での体験を思い出す、ということもあります。どんな方でも、何回目でも、大切な赤ちゃんと自分の命を懸けて帝王切開するのですから、不安や緊張感があって当然ですよね。帝王切開で出産するすべてのママが出産と手術の両側面のケアを必要としています。

細田さんがおっしゃっているように、あなたの思いを飲み込まなくてよいのです。心に無理しなくていいのです。頼っていい、聞いていい、泣いていい。この本はそんなあなたの背中をやさしく後押ししてくれます。

パパにもぜひ読んでいただきたいと思います。妊娠・出産のプロセスと、その時々のママの正直な気持ちをママの一番のサポーターであるパパと分かち合えたら、喜びは2倍に、悲しみや辛さは半分になり、唯一無二の「戦友」になれます。

そして、助産師、産科医、産前産後の女性のケアや子育て支援を行う方にもぜひ読んでほしいと思います。医療者や支援者の言葉は諸刃の刃です。残念ながら、意図せず放った一言が、知らないうちに相手を傷つけてしまっているかもしれません。逆に、あなたの一言で救われる人やあなたの優しい眼差しで守られる女性もいます。ほんの一瞬のあなたとの出会いが長い子育ての支えになることがあります。この本で紹介されている場面に、ハッと気づかされることがあるでしょう。

最後に――。私は、いまだに娘たちの誕生日ごとに「やはり無理せずに帝王切開でよかった」と思います。あのとき、何が一番大切だったか、本当に心でわかるには時間も必要なんですね。でも、その辛い時間が長いほど、辛さを持って歩く旅の友、ガイドが必要です。この本は、あなたの気持ち、置かれた状況によって、きっと何度も何度もページをめくっていただけるでしょう。あなたのそのときの気持ちにぴったり寄り添ってくれるページが見つかるはずです。

うん、きっと大丈夫！

産婦人科医　竹内正人

「もやもや」を胸に本書をとられた方も、細田さんの言葉に安堵しているという方がいれば、心を揺さぶられ涙にくれている方もいることでしょう。

同じ帝王切開でも、それぞれの物語は千差万別、それでいいんです。あなたの性格、人となりはもちろん、受けた時代、周りの家族や友人の意識、医療者との関係性など、物語を紡いでいる多種多様な要因が一人ひとり違うからです。

日本で初めて帝王切開の物語を紡いだ「本橋みと」は難産で、赤ちゃんは子宮内で亡くなり、みとも危篤状態に陥りました。江戸時代の終わり１８５２年のことです。医師はオランダの医学書を見ながら帝王切開を行うことを決断します。麻酔はありませんでした。術後感染や腸閉塞と苦悶が続きましたが、２カ月後に奇跡的に回復。みとは88歳の天寿を全うします。壮絶な物語だったことでしょう。

とはいえ、奇跡がそう続くわけはなく、19世紀まで半数の

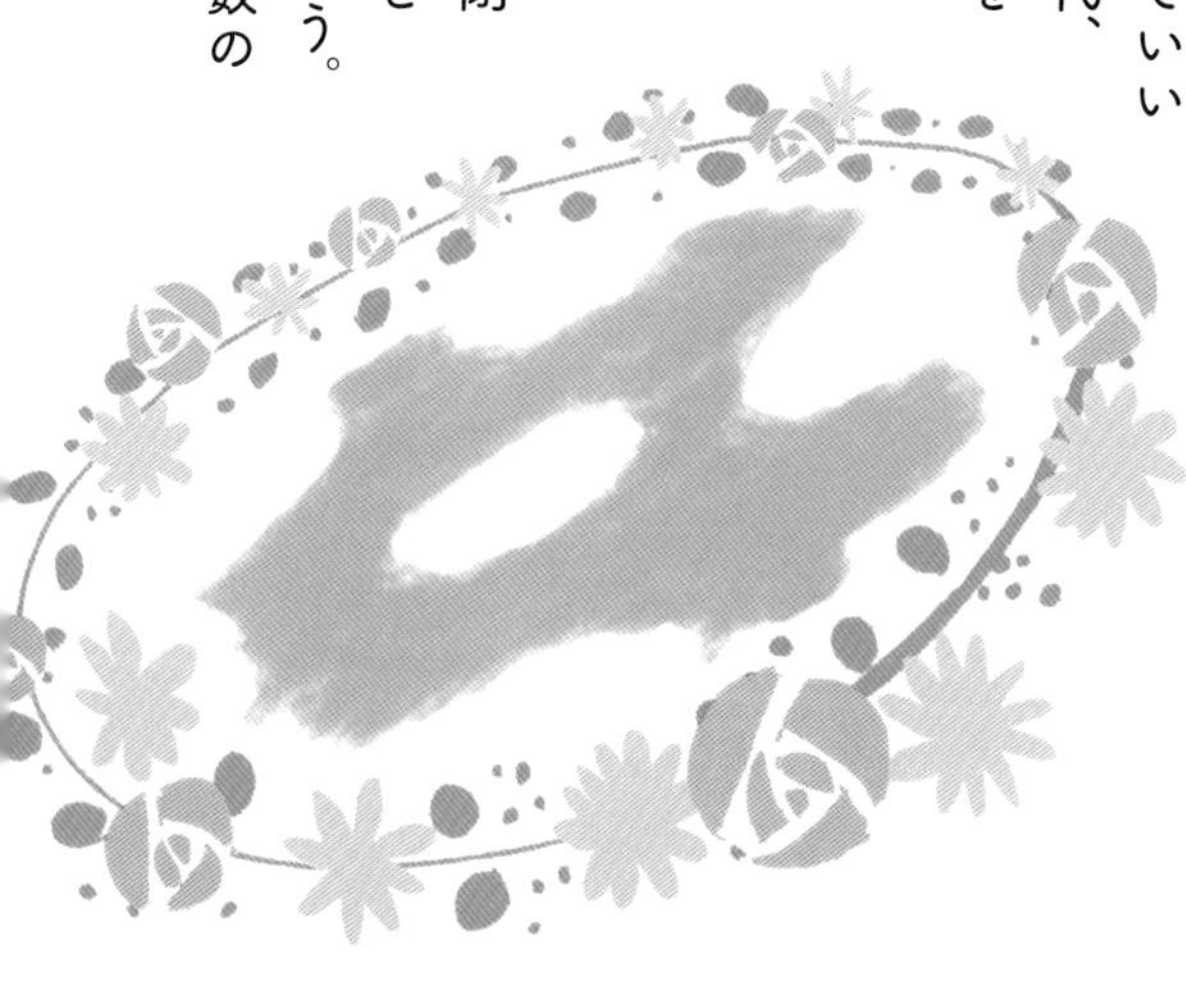

お母さんは手術後に亡くなっていました。帝王切開は瀕死のお母さんの命を救うため、あるいは、赤ちゃんだけでも救出するための最終手段だったのです。私が産科医になった1980年代でさえ、帝王切開はまだ「伝家の宝刀」と床の間に飾る刀に例えられていました。めったに抜くことはない刀という意味です。しかも、帝王切開を受けた女性への偏見も色濃く残っていました。

その後、帝王切開が安全に行えるようになったこと、リスクがあれば予め摘み取ろうとする社会の潮流もあり、帝王切開の敷居はぐっと下がってゆきます。今では逆子、ふたご、前回が帝王切開で、経腟分娩を希望しても受け入れてくれる病院は、残念ですがほとんどありません。有名人がVBAC（帝王切開後の経腟分娩）や逆子を経腟分娩したとSNSにアップすれば、「子どもへリスクを負わせた虐待ではないか」と非難される時代です。その分、帝王切開もきちんとしたお産と認識し、妊産婦さんと家族に接している医療者が増えていると感じます。社会だけでなく、医療者の意識も大きく変わっています。

私のメインテーマは「喪失」です。その原点は流産、死産、新生児死亡でお子さんを亡くされた家族のグリーフケアで、帝王切開も「喪失」の切り口から関心を持つようになりました。帝王切開では出産体験とその後の時間を受容できない方が少なくなかったからです。幸い赤ちゃんは元気なことが多いので、子どもを「助けてもらった」という構図から、かえって本心を表出しにくくなったり、周囲から理解されにくい状況を生みだしているように思います。

あなたの心の狭間にはどんな「もやもや」や「わだかまり」が残されているのでしょう。細田さんの具体的な話からあぶり出された感情から探ってみてください。感情を言葉にして表出できる場があるとよりいいですね。

たとえ多くのものを失っていたと気づいても、人間には再起できる潜在能が備わっています。そのためには、簡単ではないかもしれませんが、どんな感情が埋もれていたとしても、ありのままの自分を肯定することが前提となります。周囲に迷惑をかけないように、無理をして自分でないところからがんばっても、途中で行き詰まってしまうことが多いからです。周囲は時代とともに変わってゆきます。そんな周囲に気兼ねをしすぎる必要はないでしょう。

本書を傍らに、勇気をもって一歩踏み出してみましょう。行きつ戻りつ、ゆっくりゆっくりの旅でいいのです。出産体験、そしてあなた自身を受容してゆく先に灯が見えてくるでしょう。そこから、また新たな物語が始まります。そうして物語は何度も改編されながら、やがてより温かで優しい自分とも出会えるでしょう。逆境は辛いだけでなく、成長へと導いてくれる時間でもあるからです。あなたはあなたのままでいいのです。うん、きっと大丈夫！

終わりに　～あなたの勇気を称えたい～

2013年に出版した『ママのための帝王切開の本』
「この本をお守りとして、入院カバンの一番上に置いていました」とか
「術後の痛みに耐えながら、ベッドの上で本を握りしめていました」
といううれしいメールをたくさんいただきました。

ところが読者から、うれしい声と同じくらいの寂しい声も届いたんです。
・今まで、辛さを誰にも言えませんでした。
・私だけが自分の身体に傷をつけた子どもを憎いと感じていると思っていました。
・誰も私の声を聞いてくれる人がいません。1人でじっと耐えています。
・本を読んで、やっと医師に聞きたいことを聞けました。

心のケアの大切さを痛感しました。
きっとメッセージを出すことさえも怖かったと思います。

自分の辛い気持ちを誰かに伝えるって、勇気のいることだから。
それでも「初めて自分の気持ちを伝えました」と言ってくださる方の、
その勇気を称えたいのです。

お母さんになった日のことをゆっくり話す「お産の振り返り」。
簡単に言葉にできる方もいらっしゃれば、どこか遠いところを見つめたまま
沈黙の時間を過ごす方もいらっしゃいます。

そして、心にフタをしてきた思いをぽつりぽつりと話してくださるんです。
じつは、誰かの体験談を聞くことで、「あらためて自分がどんなに
温かい出産だったのかわかりました」という方にもお会いします。

そんな当事者の声を「帝王切開講座」として、妊婦さんや医療従事者、

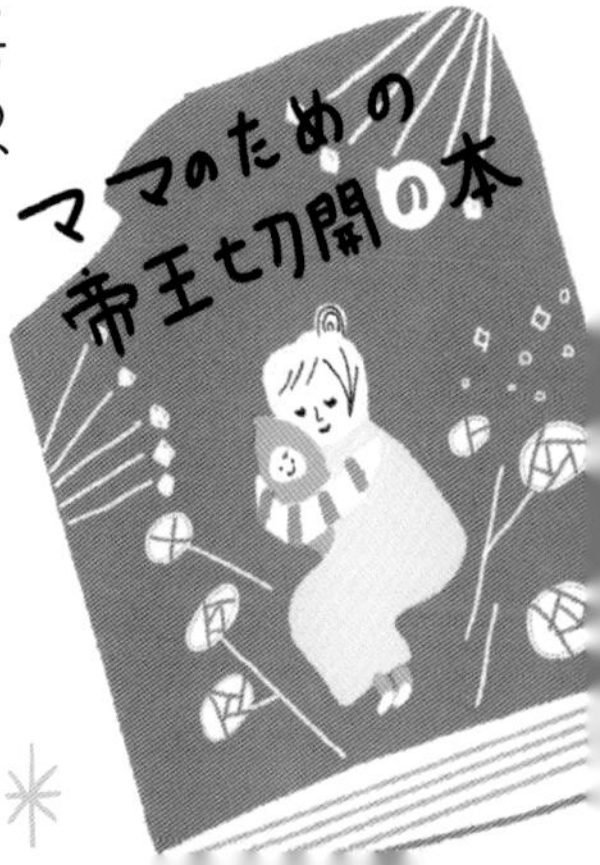

看護学生、産前産後の女性を支援する方にお伝えしています。
個人で始めた活動ですが、今は、帝王切開で出産した女性への寄り添いの必要性を感じてくださる方が増え、全国各地で開催しています。
どうぞあなたの周りにはたくさんの仲間や、寄り添ってくれる人がいることを忘れないでください。

今回メッセージをくださった竹内正人先生、横手直美先生、私の言葉を形にしてくださった編集の寺田真理子さん、本当にありがとうございました。

「帝王切開でお母さんになった日の自分に、今どんな声をかけますか？」

出産は終わりじゃなく、始まり。
少し先輩になった自分から、
あの日の自分へ「ありがとう」を伝えられますように。
私からあなたに、心からのエールを贈ります。

細田恭子

編著者・著者紹介

細田恭子（ほそだ・やすこ）

帝王切開カウンセラー。日本メンタルヘルス協会公認心理カウンセラー・日本グリーフケア協会グリーフケアアドバイザー。2度の流産の後、3人の娘をそれぞれ帝王切開で出産。自身の体験を綴ったWEBサイト「くもといっしょに」を2000年に開設。帝王切開で出産した女性のお産の振り返りの会や帝王切開講座を開催。また「家族で聴くいのちのお話」「流産、死産で小さな命とさよならした方の心をはなす会」など、女性の心と身体の健康について、当事者が知ること、話すことの大切さを伝えている。NHKおはよう日本や読売新聞、朝日新聞、毎日新聞、主婦の友社、AERAなどから取材を受けている。

「くもといっしょに」 https://www.withkumo.org/

竹内正人（たけうち・まさと）

産婦人科医。日本医科大学大学院、米国ロマリンダ大学を経て、葛飾赤十字産院（産科部長）、桜川介護老人保健施設（施設長）、東峯婦人クリニック（副院長）などで勤務。現在は“物語”の視点を大切にフリーの立場で母子医療に携わりながら、地域、国、医療の枠をこえ、さまざまな取り組みを展開している。

横手直美（よこて・なおみ）

中部大学生命健康科学部保健看護学科母性看護学・准教授、助産師。日本一の分娩件数をもつ熊本市の福田病院で勤務し、広島大学大学院を経て、教員となる。帝王切開分娩のケアに関する研究をライフワークとして行っている。NPO法人フィット・フォー・マザー・ジャパンのウイメンズヘルス／リサーチ・アドバイザーとして母子の健康を運動で支援する活動も行っている。

帝王切開で出産したママに贈る30のエール
もやもやを消し、自分らしさを取り戻す

2021年1月30日発行

編著者　細田恭子
著　者　竹内正人・横手直美
発行者　荘村明彦
発行所　中央法規出版株式会社
〒110-0016
東京都台東区台東3-29-1中央法規ビル
営業：TEL 03-3834-5817　FAX 03-3837-8037
取次・書店担当：TEL 03-3834-5815　FAX 03-3837-8035
https://www.chuohoki.co.jp/

装幀・本文デザイン　原田恵都子（Harada＋Harada）
イラストレーション　フカザワテツヤ（studio TEPPiNG）
印刷・製本　新津印刷株式会社

ISBN978-4-8058-8273-3
定価はカバーに表示してあります。

落丁本・乱丁本はお取り替えいたします。

本書の内容に関するご質問については、下記URLから「お問い合わせフォーム」にご入力いただきますようお願いいたします。

https://www.chuohoki.co.jp/contact/